Annette Dragun

Tierisches Risiko

Parasiten und Prophylaxe beim Hund

Annette Dragun

Tierisches Risiko

Parasiten und Prophylaxe beim Hund

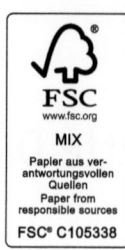

Umschlagdesign: © Susanne Schlott / www.grafikers.de

Fotonachweis: Seite 236

Bibliographische Information der Deutschen Nationalbibliothek: Die Deutsche Nationalbibliothek verzeichnet diese Publikation in der Deutschen Nationalbibliographie; detaillierte bibliographische Daten sind im Internet unter http://dnb.dnb.de abrufbar.

Herstellung und Verlag: BoD - Books on Demand, Norderstedt

ISBN: 978-3748165286

Inhalt

Teil III
Impfungen - Nur ein kleiner Pieks?

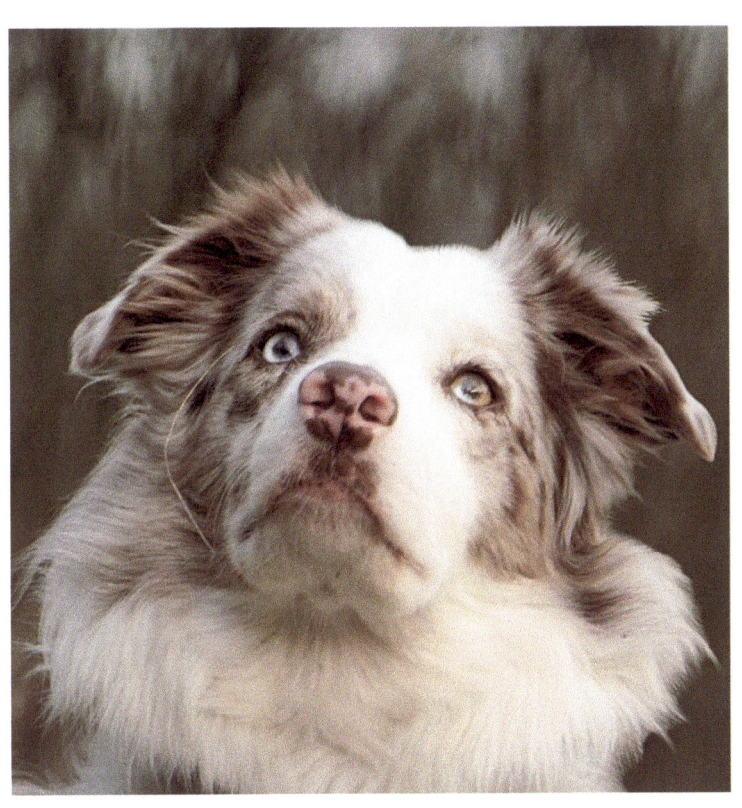

Vorwort

Monatlich ein Spot on gegen Flöhe und Zecken, vierteljährlich die Pille oder Paste wegen Wurmverdachts und jedes Jahr ein kleiner Pieks, die Mehrfachimpfung. Standardprogramm für unzählige Hunde in Deutschland. Gleichzeitig nimmt die Zahl der chronischen Erkrankungen zu: Allergien, Diabetes, Erkrankungen von Schilddrüse, Leber, Nieren, Darm oder Bauchspeicheldrüse, Tumoren, krankhafte Veränderungen des Bewegungsapparates... die Liste ist lang.

Ob die vielen Prophylaxe-Maßnahmen mit den hartnäckigen Leiden zu tun haben - niemand kann es beweisen. Aber auch für einen Freispruch reichen die Argumente nicht. Immer mehr Hundehalter misstrauen dem System, wollen es besser machen, doch die Unsicherheit ist groß. Wie soll jemand auf eine Impfung verzichten, wenn er das Risiko nicht einschätzen kann? Die regelmäßige Anti-Floh-Behandlung, die kann doch nicht schlecht sein, wenn der Tierarzt sie als harmlos empfiehlt? Und die Sache mit den Wurmkuren. Wer darauf verzichtet, macht nicht nur seinen Hund krank, sondern gefährdet auch noch sich selbst und die Familie!

Ist das wirklich so? Wie gut ist dein Hund vor Krankheiten und Parasiten geschützt, wenn du die herkömmlichen Regeln befolgst? Oder gefährdest du ihn gar durch die Medikamente? Tauschst du möglicherweise das Risiko Parasitenbefall gegen das Risiko durch Prophylaxe-Maßnahmen?

Ich habe selbst in jungen Jahren als Tierhalterin brav und kritikfrei den Empfehlungen der Veterinäre Folge geleistet. Wurmkuren, Impfungen, Flohschutz - meine Tiere bekamen das volle Programm. Man hat ja schließlich Verantwortung. Diese definiere ich heute anders. Möglichen Schaden von meinen Tieren fernzuhalten, ist nicht Aufgabe anderer

Menschen, sondern unterliegt meiner eigenen Kontrolle. Dafür muss ich mich umfassend und unabhängig informieren.

Doch das ist nicht so einfach. Sich zu all diesen Themen - Endo- und Ektoparasiten, chemische und natürliche Prophylaxe-Möglichkeiten, Infektionserkrankungen und Impfungen - Wissen zu erarbeiten, ist eine immense Aufgabe, die zeitraubende Recherchen voraussetzt. Deswegen entstand dieses Buch. Dieses Wissen, das ich dir als Hundehalter zur Verfügung stellen möchte, habe ich mir über viele Jahre angeeignet. Du findest hier Informationen und Antworten auf Fragen, frei von den Parolen vieler Paranoia verbreitenden Internetgruppen oder Pharma-Lobbyisten. Das erspart dir viel Zeit für das Suchen und Zusammentragen von Fakten und hilft dir, Zusammenhänge zu verstehen. Die richtigen Schlüsse aus den Informationen musst du selber ziehen.

Veränderungen erfordern Mut. Den wirst auch du aufbringen müssen, um im richtigen Moment zu hinterfragen und Nein zu sagen zu Empfehlungen, die dir nicht mehr einleuchten. Ich selbst bin kein Freund von Schwarz oder Weiß. Es gibt so viele Grautöne dazwischen. Deswegen kann ich auch kein Gegner von Schulmedizin und Medikamenten sein, oder Impfungen strikt ablehnen. In meinen Augen sollte das Motto immer lauten: So viel wie nötig, so wenig wie möglich. Doch ebenso wenig verherrliche ich die Alternativen Therapien, denn die haben natürlich ihre Grenzen. In einem Punkt gehe ich keinen Kompromiss ein: Das Wohl des Tieres steht an erster Stelle.

Schon in meinem ersten Buch habe ich meine Leser mit Du angesprochen. In meiner Gegend, dem nördlichen Nordfriesland, wird viel geduzt, vielleicht wegen der Nähe zu Dänemark, vielleicht aufgrund der plattdeutschen Sprachtradition. Ich spreche selbst plattdütsch mit meiner Familie und mit jedem, der es kann und will. Und mit vielen Patientenbesitzern bin ich - ob auf hoch- oder plattdeutsch - gleich per Du. Deswegen bleibe ich auch in diesem Buch dabei. Ich hoffe, du bist einverstanden. Wenn nicht, ändert es natürlich auch nichts.

Ich wünsche dir Spaß beim Lesen, aber vor allem viele interessante Erkenntnisse, die dein Leben mit deinem Hund verbessern.

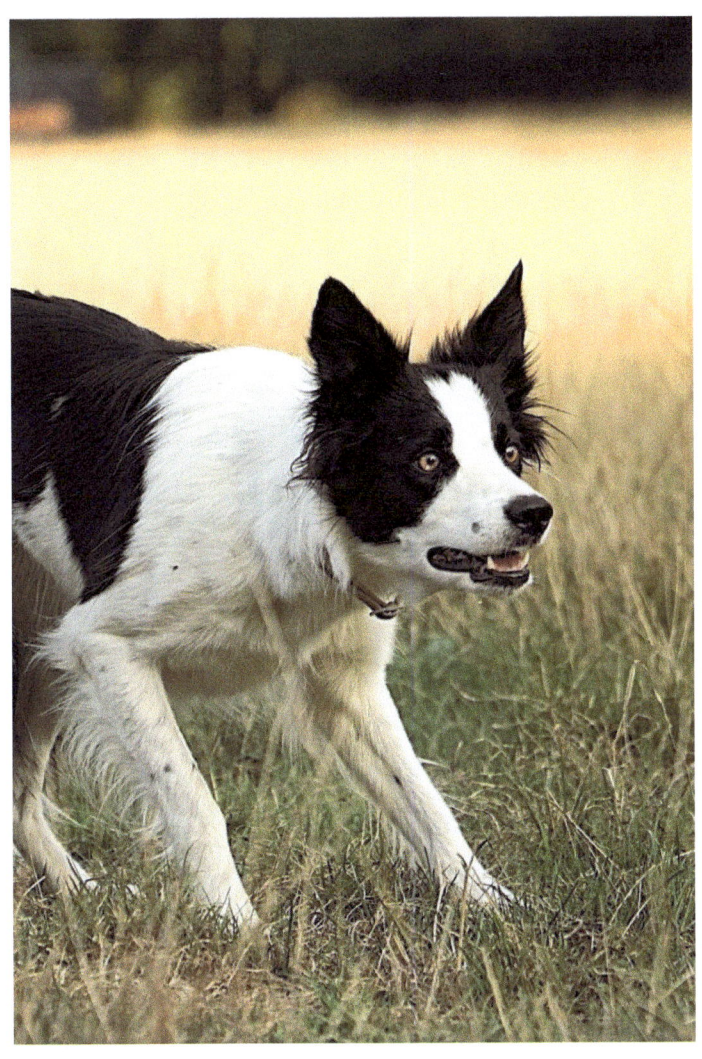

Teil 1
Endoparasiten
Da ist der Wurm drin

Täglich betreten Hundehalter Tierarztpraxen mit folgender Bitte: "Ich hätte gerne eine Wurmkur". Die gängige Reaktion lautet: "Wieviel wiegt das Tier?" Das ist aber nicht die korrekte Antwort, denn diese müsste heißen: "Hat Ihr Tier denn Würmer?" Oder noch besser: "Welche Parasiten wurden nachgewiesen?"

Tatsächlich wird Hunde- und Katzenhaltern permanent suggeriert, dass eine Wurmkur regelmäßig gegeben werden muss, zum Schutz vor Würmern, als Prophylaxe. Viele besorgte Besitzer gehen davon aus, dass ihre Tiere dadurch keine Würmer kriegen können. Aber das ist falsch. Eine Wurmkur kann nur eliminieren, was an Darmparasiten vorhanden ist. Schon am nächsten Tag kann sich der Wirt, ob Bello oder Mietze, erneut Würmer einfangen.

Aber dieses Wissen muss man sich als Haustierbesitzer erst einmal erarbeiten - von sich aus erklären das die wenigsten Tierärzte. Stattdessen übergeben sie (oder ihre Angestellten) freundlich-erfreut das neueste Produkt, das die Pharmazie ausgespuckt hat. Eine Wurmkur, die dem Hund wie ein Leckerbissen verabreicht werden kann. Der Hund nimmt es gerne. Er kaut, er schluckt, er liebt es! Man muss ihm heutzutage nicht mehr eine übelriechende Pille mit Leberwurst oder anderen Tricks unterjubeln. Im Gegenteil - Bello fragt nach mehr! Wenn etwas so einfach ist, kann es doch nicht schlecht sein?

Das Problem bei einer regelmäßigen Wurmkur-Eingabe ist, dass das darin enthaltene Gift nicht nur den Würmern schadet. Es ist zwar, bezogen auf das Haustiergewicht, gering dosiert. Aber deswegen ist es nicht automatisch harmlos. So höre ich in der Praxis immer wieder von Vierbeinern, die mit Durchfall, Erbrechen oder Apathie auf die Verabreichung der

Wurm-Pille reagieren. Und das sind nur die unmittelbaren, also die Sofort-Wirkungen. Viele Naturheilkundler und selbst Tierärzte gehen davon aus, dass die regelmäßige Dosis Gift sehr wohl schädlich ist für das Tier, dem es eigentlich nutzen sollte.

Chronische Krankheiten nehmen seit Jahren zu, ob Allergien, Autoimmunerkrankungen, Anfallsleiden oder andere. Und die Ursache zu finden ist schwer bis unmöglich. Niemand kann beweisen, dass das regelmäßig verordnete Gift in Form von Impfungen, Flohschutz und Wurmkuren <u>nicht</u> an der enormen Zunahme derartiger Krankheiten in den Wohlstandsstaaten ursächlich oder beteiligt ist. Schon auf den Verdacht hin sollte in der Praxis die Devise: "So viel wie nötig, so wenig wie möglich" selbstverständlich sein.

Das aber setzt voraus, dass man sich mit der Thematik insgesamt beschäftigt und über den Tellerrand hinausblickt. Also dass auch ein Tiermediziner hinterfragt, ob es seit der Hochschulausbildung neue, andere Erkenntnisse gibt, und ob die Pharmaindustrie wirklich nur das Beste will für die vierbeinigen Patienten (oder doch eher für den Aktienkurs). Und dass eine Risiko-Nutzen-Analyse durchgeführt wird.

Und als Tierhalter darf und soll man hinterfragen, was die "Götter in Weiß" einem als unumstößliches Naturgesetz verkaufen möchten.

Apropos Naturgesetz - mir geht immer eine grundlegende Frage durch den Kopf: Wie hat der Hund tausende von Jahren überlebt ohne regelmäßige Wurmprophylaxe durch den Halter? Ohne Pillen und Pülverchen aus der Pharmazie? Wie schaffen es wilde Wölfe, Hyänen oder andere Hundeähnliche? Wie die vielen frei lebenden Mitglieder von Familie Felidae, von Schleichkatze bis Löwe? In der Natur ist niemand da, um sie zu entwurmen. Trotzdem sieht man weltweit - sofern die Umweltbedingungen es (noch) zulassen - gesunde Populationen. Ohne Wurmkur! Ob es da nicht doch etwas anderes gibt?

Diese Frage klären wir später - versprochen. Zunächst gibt es eine gesunde Portion Grundwissen, denn ohne dieses ist es nicht möglich zu entscheiden, ob oder wie oft der eigene Hund Wurmkuren braucht und wann du auf die Alternativen vertrauen kannst. Deswegen werde ich dich zunächst mit dieser Frage beschäftigen:

Was sind eigentlich diese "Würmer"?

Meine Freundin gruselte sich offensichtlich heftig: "Ich glaube, der Monti hat einen toten Vogel gefressen, da waren schon die Maden dran... brrrr.... Jetzt muss ich ihn unbedingt entwurmen!" Ich klärte sie schnell auf, dass die Maden am Aas nicht die Würmer, also die Helminthen sind, die sich bei unseren Hunden als Parasiten einnisten. Und dass ein Vogel für letztere als Zwischenwirt und Überträger nicht wahrscheinlich ist (was aber z.B. eine Feldmaus sein könnte).

Über Würmer gibt es ein Menge Märchen und Vermutungen. Natürlich hält es jeder für gaaanz sicher, dass sowas sehr gefährlich ist und dass man ständig dagegen kämpfen muss. Aber wie viele Dinge stimmt das nur bedingt, und prinzipiell übersteigt die Panikmache bei weitem die Realität. Die Gründe dafür wirst du erfahren.

Wir gehen das Thema ganz sachlich an. Aber wer einen Hund hat und diesen gesund (er)halten will, sollte Fakten kennen, nämlich:

- welche Darmparasiten es gibt und warum,
- wie gefährlich sie sind, sowohl für das Tier als auch für seine menschlichen Mitbewohner,
- wie viele Tiere befallen sind,
- was chemische Wurmkuren sind und warum sie schädlich sein können,
- wie man natürliche Prophylaxe betreibt, die ihren Namen verdient,
- welche alternativen, natürlichen, biologischen Wurmkuren es gibt.

Darf ich vorstellen?
Die ungeliebten Untermieter unserer Haushunde
Wenn wir über Würmer sprechen, geht es um verschiedene Typen oder Gruppen oder Familien. Getreu der Weisheit "Du musst deinen Feind kennen, um ihn besiegen zu können" sollte man sich mit ihren Lebenszyklen und Übertragungswegen bekannt machen. Deswegen findest du nachfolgend die wichtigsten - und interessantesten! - Informationen über die häufigsten Darmparasiten aus dem Reich der Helminthen.

Ich stelle nur die wichtigsten vor, sowohl was das Vorkommen in Deutschland als auch die Gefahr für den Menschen betrifft. In Anhang 3 (Seite 215) findest du Wissenswertes über seltenere Wurmarten, und im Anhang 4 (Seite 218) gehe ich auf durch Einzeller verursachte Erkrankungen ein.

Vorab muss ich dich mit ein paar Begriffen vertraut machen, denn diese tauchen immer wieder auf, solange wir über Würmer reden. Und sie werden auch gerne im Zusammenhang mit Wurmkuren genannt und von Tierärzten verwendet.

Der Oberbegriff der Würmer lautet Helminthen. Dazu gehören aber nicht nur die hier besprochenen Parasiten, sondern auch jede Menge andere Würmer oder wirbellose Tiere, vom Regen- über den Ringel- bis hin zum in der Tiefsee lebenden Bartwurm. Halt, ich will nicht abschweifen. Die uns hier und heute interessierenden Helminthen lassen sich in zwei Gruppen teilen. Einmal die Fadenwürmer oder *Nematoden*, zu denen Spul-, Haken- und Peitschenwürmer gehören, und dann die Bandwürmer oder *Cestoden*.

Fadenwürmer *(Nematoden)*

Hunde-Spulwurm (*Toxocara canis*)

Er ist der in Deutschland am häufigsten diagnostizierte Darmparasit des Hundes, zumindest unter den Helminthen. Im Dünndarm seines Wirtes lebt er und produziert Eier, viele Eier, die mit dem Kot ausgeschieden werden. Entgegen vieler Gerüchte sind diese Eier übrigens viel zu klein, als dass sie mit dem bloßen Auge zu sehen wären.

In der freien Natur entwickeln sich innerhalb von zwei bis vier Wochen im Ei die Larven bis zu ihrem infektiösen Stadium. Diese werden durch Schnüffeln oder Lecken von einem neuen Wirt (Hund) aufgenommen und beginnen ihre Körperwanderung. Durch die Darmwand gelangen sie in den Blutkreislauf, passieren Leber und Herz und gelangen so zur Lunge. Starker Befall kann sich durch Husten und Nasenausfluss äußern - bei Junghunden eines der häufigsten Symptome für Spulwurmbefall. Die Larven gelangen jetzt über die Luftröhre in den Rachenraum, werden verschluckt und landen wieder im Darm, wo sie sich zum erwachsenen Wurm entwickeln, der mit seiner Eiablage den Kreislauf von vorne beginnt. Infektionen sind auch möglich durch das Fressen von Nagetieren, die

die Larven als Fehlwirte beherbergen. Toxocara-Eier können in der Umwelt übrigens jahrelang infektiös bleiben.

Erkrankung Hund: Infektionen verlaufen häufig unbemerkt. Bei erwachsenen Hunden mit einem normal funktionierenden Immunsystem ist ein geringer Befall ungefährlich, allerdings scheiden sie Eier aus. Vermehren sich Spulwürmer exzessiv im Darm ihrer Hundewirte, kann dies verschiedene Probleme verursachen. Erbrechen und Durchfall können daraus resultieren. Eine Mangelversorgung von Nährstoffen führt zu Apathie, struppigem Fell, verminderter Leistungsfähigkeit und Anfälligkeit für Krankheiten. Bei massivstem Befall kann es durch die bis zu 18 Zentimeter langen Spulwürmer sogar zu Darmverstopfung und Verschluss der Gallengänge kommen.

Anfällig sind vor allem Jungtiere, und hier ist auch die Befallquote deutlich höher als bei adulten Hunden. Der Grund: Vor allem bei Tieren mit kompetentem Immunsystem können Larven sich abseits der üblichen Körperwanderungs-Route irgendwo im Körpergewebe einnisten und dort ein mehrjähriges Ruhestadium einlegen. Wird eine Hündin trächtig, weckt die hormonelle Veränderung die Larven aus ihrem Schönheitsschlaf und aktiviert sie. Sie wandern dann in die Gebärmutter und in die Milchdrüsen. Die Welpen können also schon pränatal infiziert werden oder sich den Parasiten beim Saugen einfangen. Die Larven entwickeln sich innerhalb von drei Wochen zum fortpflanzungsfähigen Wurm. Säubert die Hündin ihre Welpen, kann sie sich durch ausgeschiedene Spulwurmeier aufs Neue infizieren.

Risiko für den Menschen: Eine Übertragung ist möglich, es müssen dazu reife Eier mit infektiösen Larven über den Mund aufgenommen werden. Da der Mensch ein Fehlwirt ist, überleben die Larven nur selten. Sie können jedoch aus dem Darm in verschiedene Organe (auch in die Augen und ins Gehirn) wandern und dort Entzündungen verursachen. Klinische Symptome entstehen nur bei sehr starkem Befall, also wenn mehrere hundert Larven ein Organ befallen. Man nennt diese Erkrankung Toxocariasis.

Verlässliche Zahlen zur Häufigkeit gibt es nicht. Allerdings gibt es Untersuchungen zur Seroprävalenz: Dies sind Blutparameter, an denen man feststellen kann, dass das Immunsystem schon einmal Bekanntschaft mit einem Erreger gemacht hat. In ihrer Doktorarbeit aus dem Jahre 2006 schreibt die Ärztin Edit Maria Plumhoff: "Unter Blutspendern als Repräsentanten der Normalbevölkerung lag die mittlere Seroprävalenz im Großraum Stuttgart bei 4,8 %, bei Kindern von 1 bis 7 Jahren bei 2 %. Bei Risikogruppen wurden indes signifikant erhöhte Seroprävalenzen eruiert: Hundehalter 5,6%; Katzenhalter 10,9%; Landwirte 22,6%. Im Großraum Rostock wurde unter 4176 Blutspendern aus der Normalbevölkerung eine Seroprävalenz von 7,8% festgestellt." Die Zahl der diagnostizierten Toxocariasis-Erkrankungen ist hierzulande offenbar dennoch sehr gering - das menschliche Immunsystem wird auch mit der einen oder anderen Spulwurmlarve fertig.

Was Plumhoff noch ausführt in ihrer Arbeit ist, dass das Ansteckungsrisiko durch erwachsene Hunden nicht dramatisch hoch ist. Anders sei die Situation bei engem Kontakt mit pränatal infizierten Welpen, "die ab der vierten Lebenswoche massenhaft Spulwurmeier ausscheiden, sowie mit deren stillenden Müttern. Die klebrigen Eier können im Fell der Welpen durch die günstige Körpertemperatur schon binnen einer Woche embryonieren. An den Lippen der Muttertiere, die das

Fell ihrer Welpen belecken, können sich deshalb ebenfalls reife Eier befinden. Enger Kontakt wie Schmusen, Streicheln und Herumtollen mit diesen Tieren kann so leicht zur Infektion des Menschen führen."

Es ist anzunehmen, dass die meisten Menschen mit Toxocara-Seroprävalenz bereits als Kind Kontakt zu den Larven hatten. Kinder krabbeln überall herum, sie stecken alles in den Mund, da sind noch ganz andere Ekligkeiten im Spiel... Und sie kuscheln vorbehaltslos mit ihren vierbeinigen Familienmitgliedern.

Der Hundespulwurm kann grundsätzlich im Menschen überleben, hat hier aber keine Möglichkeit zur Fortpflanzung. Die Zahlen von Toxocariasis-Erkrankungen scheinen im Vergleich zu denen der positiven Antikörper-Titer sehr gering zu sein. In den meisten Fällen kümmert sich das Immunsystem erfolgreich um den unerwünschten Eindringling. Man muss aber sagen, dass es eine sehr variable Symptomatik gibt und Ärzte diese Erkrankung bei chronischen, unklaren Beschwerden vermutlich selten (wenn überhaupt) in Erwägung ziehen. Edit Maria Plumhoff fand ausreichendes Untersuchungsmaterial nur in deutschen Tropeninstituten und stellte fest, das sich von 259 Patienten mit positivem Antikörperbefund (was nicht mit einer Erkrankung gleichzusetzen ist) die meisten offenbar in den Tropen infiziert hatten. Als zweithöchste Ansteckungsquelle identifizierte sie Haustiere.

Freispruch: Die typische und häufigere Spulwurmerkrankung beim Menschen, die Ascariasis, wird durch Askariden verursacht, für die der Mensch der natürliche Wirt ist, die aber nicht durch Hunde übertragen werden können. Askariden kommen vor allem in tropischen und subtropischen Gebieten mit schlechtem Hygienestandard vor.

Toxascaris leonina

ist eine weitere, bei Hunden und Katzen vorkommende Spul-
wurmart. Sie wird allerdings deutlich seltener diagnostiziert,
verursacht weniger gesundheitliche Probleme und stellt für
den Menschen kaum eine Gefahr dar. Ihr Lebenslauf liest sich
ähnlich wie der ihres Verwandten, Toxocara canis.

Hunde-Hakenwurm (*Ancylostoma caninum*)

In Deutschland deutlich seltener als Spulwürmer. Zum Befall
kommt es durch Verschlucken der infektiösen Larven (Entwicklung ähnlich wie beim Spulwurm) oder eines Zwischen-
wirtes, z.B. Nagetieres. Die meisten Welpen infizieren sich
bereits durch die Muttermilch. Ähnlich wie beim Spulwurm
gibt es auch beim Hakenwurm ruhende Larvenstadien, die
während der Trächtigkeit reaktiviert werden und die Muttermilch kontaminieren. Hakenwurmlarven können auch vom
Boden über die Haut des Wirtes eintreten (Pfoten) und dort
lokale Entzündungen verursachen.

Erkrankung: Bei erwachsenen Hunden mit einem normal
funktionierenden Immunsystem ist ein geringer Befall ungefährlich. Ein hoher Hakenwurmbefall kann zu gefährlicher
Anämie führen, denn diese Parasiten ernähren sich vom Blut,
das sie aus der Darmschleimhaut saugen. Wenn die Exkremente auffallend dunkel gefärbt oder mit Blut durchsetzt
sind, könnte das an diesen Nematoden liegen. Auch blutige
Durchfälle sind möglich.

Risiko für den Menschen: In Deutschland gering. Die Larven
der Hakenwürmer können durch die Haut eindringen, besonders beim Barfußlaufen. Meist handelt es sich aber um andere Arten als den Hunde-Hakenwurm. Da die Larven zur Entwicklung im Ei hohe Temperaturen und Feuchtigkeit brau-

chen, gibt es in Mitteleuropa eher selten Probleme damit, meist infizieren sich Touristen in heißen Gebieten. Bei Befall wandert die *Larva migrans* unter der Haut (Haut-Maulwurf), stirbt dann aber ab.

Peitschenwurm (*Trichuris vulpis*)

Wie der Hakenwurm liebt der Peitschenwurm es deutlich wärmer und ist in Deutschland nur wenig zu Hause. Auch er verbreitet sich durch die Eiablage im Darm. In der Außenwelt entwickeln sich, am günstigsten unter feuchtwarmen Bedingungen, die Larven. Noch im Ei werden diese wieder von ihrem Wirt aufgenommen und verbringen ihr späteres Leben im Dickdarm.

Erkrankung: Ein leichter Befall wird vom Hund problemlos weggesteckt, bei starker Besiedelung beobachtet man leichte Durchfälle, Auszehrung, Abgeschlagenheit und Blutarmut.

Risiko für den Menschen: Gering.

Freispruch: Der Peitschenwurm wird bei seiner Entdeckung im Hundekot gerne mit dem Madenwurm des Menschen verwechselt. Madenwürmer, die bei Kindern am häufigsten vorkommenden Darmparasiten, kommen aber beim Hund nicht vor - somit kann er sie auch nicht übertragen.

Bandwürmer *(Cestoden)*

Gurkenkernbandwurm *(Dipylidium caninum)*

Was Hunde angeht, ist dies der häufigste Schuldige. Wie alle Bandwürmer ist er ein Zwitter. Mit dem Kopf hängt der Wurm an der Darmschleimhaut, ernährt sich aber über seine Haut vom Nahrungsbrei im Darm. Der Halsbereich bildet die einzelnen Segmente aus. Jeweils die hinteren, ältesten Teile werden nach Reifung der darin enthaltenen Eier mit dem Kot ausgeschieden. Man erkennt diese Proglottiden als reiskorngroße, weiße Teilchen, die teilweise noch beweglich sind. Die Eier des Gurkenkernbandwurmes werden vom Floh aufgenommen, in dem sich das nächste Larvenstadium entwickelt. Zur Neuinfektion kommt es durch das Verschlucken des Insekts. Im Darm entwickelt sich in etwa 20 Tagen der erwachsene Bandwurm, der sich weiter fortpflanzt.

Erkrankung: Wie bei den Rundwürmern ist auch ein leichter Bandwurmbefall unauffällig und problemlos. Eine massive Besiedelung aber kann Unterernährung, Verdauungsstörungen und Lethargie verursachen. Das "Schlittenfahren" der Hunde entsteht übrigens durch die beweglichen Bandwurmglieder, die Juckreiz im Anus auslösen (und kann natürlich auch andere Ursachen haben wie z.B. Analdrüsenprobleme oder andere Wurminfektionen).

Risiko für den Menschen: Sehr unwahrscheinlich, denn man muss schon einen Floh mit infektiösen Larven verschlucken, um sich zu infizieren. Wenn dann noch das Immunsystem versagt, sind Symptome ähnlich wie beim Hund möglich.

Dickhalsiger Bandwurm (auch Katzen- oder Finnenbandwurm; *Taenia taeniaeformis*)

Ist in Deutschland der zweithäufigste Bandwurm bei Hunden. Zwischenwirte sind Ratten, Mäuse und andere Nagetiere.

Erkrankung: Er verursacht nur selten klinische Symptome
Mensch: Ist für diesen Bandwurm nicht empfänglich.

Dreigliedriger Hundebandwurm (auch Kleiner Hundebandwurm oder nur Hundebandwurm; *Echinococcus granulosus*)

Kommt in Deutschland aufgrund des Klimas selten, in Südeuropa oft vor. Es gibt ein Import-Risiko. Als Zwischenwirte für den Parasiten dienen pflanzenfressende Wiederkäuer.

Erkrankung: Bei starkem Befall Abgeschlagenheit, leichter Durchfall und Abmagerung. Gelegentlich Verstopfung. Nachweis über Kotprobe.

Risiko für den Menschen: Kann als Fehlwirt fungieren. Der Hundebandwurm ist der Auslöser der lebensgefährlichen Zystischen Echinokokkose. Es besteht eine Infektionsgefahr in Süd- und Osteuropa und durch importierte Hunde. In Endemiegebieten ist der Verzehr von rohem oder schlecht gegartem Fleisch mit Vorsicht zu genießen. Die Erkrankung ist meldepflichtig.

Fuchsbandwurm (Echinococcus multilocularis)

Infektions-Gefahr für den Hund besteht bei Verzehr von kleinen Nagetieren wie Mäusen oder Kaninchen. Nehmen diese mit ihrer Nahrung Bandwurmeier auf, durchdringen die im Körper schlüpfenden Larven die Darmschleimhaut und wandern mit dem Blutstrom in die Leber und andere Organe. Frisst ein Hund den Zwischenwirt, wird in seinem Darm die Larve freigesetzt und macht Karriere als neuer Bandwurm.

Erkrankung: Wie beim Kleinen Hundebandwurm. Der Fuchsbandwurm kommt endemisch vor. In großen Bereichen
Deutschlands liegt die Befallrate der Füchse bei unter 30 Prozent.

Risiko für den Menschen: Man sollte Kräuter und bodennahe
Früchte aus der Natur vor dem Verzehr sorgfältig waschen,
denn der Mensch kann nach oraler Aufnahme der Eier als
Fehl-Zwischenwirt dienen. In seinen Organen, vorwiegend in
Lunge und Leber, können sich die Larven entwickeln. Die
Inkubationszeit beträgt 5 bis 15 Jahre, als Folge ist eine tumo-
röse Zerstörung des Organs möglich. Die Zahl der jährlichen
Neuerkrankungen in Deutschland ist niedrig. Dennoch: Die
Alveoläre Echinokokkose des Menschen ist eine schwere Er-
krankung und in Deutschland meldepflichtig, daher gibt es
eine verlässliche Zahl. 2014 infizierten sich laut Robert Koch-
Institut in Deutschland 112 Menschen mit Echinokokkosen
durch Fuchs- oder Kleinen Hundebandwurm. Für 2017 wurden deutschlandweit 30 Fälle von Infektionen mit dem
Fuchsbandwurm gemeldet.

Halten wir fest: Während der Bandwurm seinem Endwirt
(z.B. den Hund) keinen nachhaltigen Schaden zufügen will -
schließlich lebt er von ihm -, ist der Mensch als Fehl-
Zwischenwirt durchaus gefährdet. In Gebieten mit starkem
Fuchsbandwurm-Aufkommen ist es daher sinnvoll, dem
Hund die Aufnahme von Überträgern wie Mäusen und Nagern
zu versagen, damit er sich nicht mit den Parasiten infiziert. Ist
das nicht möglich, sollte man sein Haustier gut auf Bandwurmbefall beobachten und im Bedarfsfall behandeln. Wer
einen Hund aus Süd- oder Osteuropa adoptiert, muss auch
die Möglichkeit von verschiedenen mitgebrachten Parasiten

bedenken, die für den Hund und für uns Menschen recht unangenehm werden können (z.B. Hundebandwurm).

Menschen-Würmer

Selbst vielen Medizinern scheint nicht bewusst zu sein, dass Darmparasiten wirtsspezifisch sind. Wenn ein Arzt beim Kind eines Hundebesitzers (Maden-)Würmer feststellt, wird er möglicherweise die Entwurmung des Haustieres empfehlen - obwohl der Hund als Überträger von Madenwürmern niemals in Frage kommt. Menschen sind die einzigen Wirte dieses Wurms, und sie können sich gegenseitig infizieren. Die potentesten Ansteckungsquellen in Kindergärten und Schulen sind übrigens Toilettenbrillen und Türgriffe.

Grund zur Panik besteht aber nicht. So zitierte Ende 2014 die Zeitschrift "Eltern" den früheren Leiter des Instituts für Parasitologie und Internationale Tiergesundheit an der FU Berlin, Prof. Dr. Eberhard Schein: "Obwohl immer mehr Füchse in die Städte und da in die Gärten kommen und obwohl sich der Fuchsbandwurm über fast ganz Deutschland ausgebreitet hat, haben die Infektionen bei Menschen nicht nennenswert zugenommen. (...) Nur weil ein Hund seine Nase permanent in Bodennähe hat, bekommt er keine Würmer." (Quelle: eltern.de).

Entwarnung gibt es auch vom Robert-Koch-Institut. 30 Infektionen mit Fuchsbandwürmern im Jahr 2017, deutschlandweit, bedeutet: Selbst das Risiko, vom Blitz getroffen zu werden, ist höher. In den vergangenen Jahren betrafen fast zwei Drittel der Fälle Jäger und Landwirte, die täglich auf Wald- und Feldböden arbeiten und mit durch Fuchskot kontaminierte Erde in Kontakt kommen können. Das zweite nennenswerte Infektionsrisiko ist tatsächlich der Hund, der als Träger die Eier ausscheidet. Fuchsbandwurmeier wurden bei einer Untersuchung von über 20.000 Hunde-Kotproben in Deutschland und anderen europäischen Ländern aber nur bei 0,25 Prozent gefunden (Quelle: US National Library of Medicine National Institutes of Health).

Um das Thema zum menschlichen Risiko abzuschließen, möchte ich noch einmal Prof. Dr. Eberhard Schein, zum Thema Fuchsbandwurm zitieren: „Wir haben in allen größeren deutschen Städten Sandkastenproben entnommen und in keiner der Proben Parasitenstadien gefunden, die für den Menschen gefährlich werden könnten." (Quelle: eltern.de)

Befall-Zahlen

Sucht man im Internet Informationen zu Zahlen über Endoparasiten der Vierbeiner, möchte man schon nach dem Klicken der ersten drei Links dem Hund eine Pille einwerfen und sich die Hände desinfizieren. Auf vielen Seiten wird suggeriert, dass es einen wurmfreien Hund quasi nicht geben kann. Um seinen haarigen Liebling (und sich selbst) vor der *lebensgefährlichen* Parasitose zu schützen, sei es unvermeidlich, ihn mindestens viermal jährlich zu entwurmen. Auf den meisten Portalen wird unkritisch wiederholt und dramatisiert, was einst aus monetären oder sonstigen Interessen veröffentlicht wurde. Nur: Zahlen werden kaum genannt.

Für dieses Buch wollte ich es genauer in Erfahrung bringen und ging der Frage nach, wie viele Hunde tatsächlich Parasitenträger sind. Dazu fand ich tatsächlich sehr interessante und vor allem seriöse Untersuchungen.

Vier Prozent. So viele (so wenig) Hunde waren laut einer Untersuchung vom Jahr 2012 mit Toxocara canis befallen. Bei Hakenwürmern lag die Zahl sogar unter einem Prozent. Diese Zahlen sind eigentlich nicht repräsentativ, denn sie betreffen nicht den normalen, liebevoll betreuten, gesunden Haushund. Die Forscher vom Institut für Parasitologie der Tierhochschule Hannover um A.-C. Becker hatten Kotproben von 445 Hunden untersucht - und zwar von Tieren von der Straße und von unerwünschten Hunden. Die Tests wurden bei der Einlieferung in deutsche Tierheime durchgeführt. Umso bemerkenswerter finde ich das niedrige Ergebnis. Und die Wissenschaftler schreiben selbst in ihrer Veröffentlichung: "Animal shelters often take in stray or abandoned animals that have one thing in common: they did not receive attention by their owner and in most cases rarely or never received antiparasitic treatments." Zu Deutsch: "Tierheime nehmen oft streunende oder ausgesetzte Tiere auf, die eines gemein haben: Sie bekamen keine Aufmerksamkeit von ihrem Besitzer und in den meisten Fällen selten oder nie Parasiten-Behandlungen." Im Umkehrschluss heißt das: Gut versorgte, gepflegte Haustiere mit einem gesunden Immunsystem dürften noch deutlich seltener unter dem Hunde-Spulwurm leiden.

Becker und seinen Mitstreitern war das Ergebnis wohl selbst nicht geheuer. Sie zitieren in der Veröffentlichung (Springer-Verlag, 2012) denn auch diverse vergleichbare Erhebungen aus den Jahren 2004 bis 2011, in denen zumindest teilweise höhere Zahlen belegt werden. So verweisen sie auf eine Untersuchung von Barutzki und Schaper aus dem Jahr 2011, in der Exkremente von 24.677 Hunden auf Endoparasiten untersucht wurden. Dieses Mal handelte es sich um "normale", geliebte und gepflegte Haushunde, und hier fand man Toxocara canis-Nachweise bei 6,1 % der Proben. Diese Zahl aber relativiert sich. Warum? Die Untersuchungen wurden in einem kommerziellen Labor durchgeführt. Das Material: Kotproben, die Tierärzte und Hundebesitzer aus ganz Deutschland in den Jahren 2003 bis 2011 eingeschickt hatten. Die meisten Laboruntersuchungen auf Endoparasiten werden erst bei Verdacht auf Bestehen einer Infektion angeordnet. Nimmt man die Resultate eines solchen Labors als Grundlage für eine Statistik, dürfte im Ergebnis der Befall deutlich höher ausfallen, als er in der Gesamtpopulation der deutschen Hunde zu erwarten ist (also wenn jeder Tierbesitzer den Kot seines Hundes untersuchen ließe, nicht erst bei verdächtiger Symptomatik).

Noch wichtig erscheint mir in dem Ergebnis beider (und weiterer) Studien, dass Infektionen mit Endoparasiten bei jungen Hunden viel häufiger sind. Becker et al. nennen einen Befall von 5,9 Prozent bei über einjährigen Hunden, dagegen waren 20 Prozent der jüngeren Hunde Träger von Würmern oder Einzellern. Bei dem am häufigsten auftretenden Parasit, Toxocara canis, zeigten 8,8 Prozent der Junghunde Befall, aber nur 2,5 Prozent der erwachsenen Tiere. In der Untersuchung von Becker waren überwiegend ältere Hunde erfasst (prägend für das absolute Ergebnis), während in der Erhebung von Barutzki und Schaper ein Drittel unter einem Jahr war. Hier fand man bei Tieren unter 12 Monaten Toxocara canis bei rund 10 Prozent, was den Gesamtwert auf 6,1 Prozent hob.

Warum sind Jungtiere so häufig betroffen? Becker et al. begründen die hohe Quote mit der pränatalen Infektion der Welpen. Dieser Erst-Befall führe aber zu einer späteren Immunität, die die Prävalenz bei älteren Hunden zwar nicht verhindere, aber verringere. Das Immunsystem der Junghunde biete in seiner Entwicklungsphase noch keinen ausreichenden Schutz vor Parasiteninfektionen. Noch nicht.

Da bin ich scheinbar auf ein bisher gut gehütetes Geheimnis gestoßen: Es gibt ein Immunsystem, welches vor Würmern schützt. Auf diese interessante Erkenntnis gehe ich später noch ausführlich ein.

Übrigens - der Giardienbefall war in allen Untersuchungen auffallend hoch (zu Giardien mehr im Anhang 4 auf Seite 218). Bandwürmer dagegen wurden extrem wenig bis gar nicht festgestellt. Das aber kann leider nicht als Grund zur Entwarnung genommen werden. Barutzki und Schaper nämlich verweisen auf einen Bericht aus dem Jahr 2007, in dem bei der Examination von toten Hunden bei 47 Prozent Bandwürmer festgestellt wurden (wozu man einschränkend betonen muss, dass die Tiere in einem Gebiet in Südostspanien lebten und viele Streuner und Tierheimhunde darunter waren, die erfahrungsgemäß stärker von Parasiten befallen sind). Dass in Kotproben vergleichsweise selten Bandwürmer nachzuweisen sind, könnte daran liegen, dass die Proglottiden des Gurkenkernbandwurms meist flott unterwegs sind und sich, kaum mit dem Kot abgesetzt, unauffällig aus dem Staub machen. Häufig wandern sie auch selbst aktiv aus dem After, der Kot bleibt also "sauber".

Die Rolle des Geldes

Nach meinen Recherchen zu Zahlen, die Aufschluss über das tatsächliche Infektionsrisiko für Mensch und Tier geben könnten, war ich ziemlich baff. Wenn im Zusammenhang mit Hunden über Würmer gesprochen wird, ist der Konsens eigentlich immer: Du musst deinen Vierbeiner regelmäßig entwurmen, sonst bekommst du gefährliche Parasiten. Man lernt, dass jeder Hund pausenlos Würmer in sich hat und sein Umfeld, ob Mensch oder Tier, jederzeit damit anstecken kann.

Sogenannte themenbezogene "Infoportale" im Internet schüren die Befürchtungen und verbieten jeglichen kritischen Gedanken. Häufig werden sie von Arzneimittel-Herstellern verantwortet, so zum Beispiel die Seite parasitenfrei.de von Firma Bayer oder parasitenportal.de von Boehringer Ingelheim. Einen Anschein von Seriosität verlieren sie bei näherem Hinsehen durch einseitige Darstellung und gezieltes Weglassen von Informationen (etwa tatsächlichen Befallzahlen).

In die gleiche Kerbe hauen unabhängig anmutende Quellen, meist umfangreiche Webauftritte mit vielen Beiträgen, welche sich häufig als leicht umformulierte und aufgeblähte Ergüsse aus Herstellerinformationen herausstellen. Durch die Menge an Text und professionellem Einsatz sogenannter Keywords (suchmaschinenrelevante Schlüsselwörter) landen sie in den Suchmaschinen weit vorne, generieren viele Klicks - und machen damit richtig Kasse mit Anzeigen (etwa für Wurmkuren). Die Qualität des Inhalts ist für die Seitenbetreiber zweitrangig.

Man soll Erkrankungen - und dazu gehört ein Parasitenbefall - nicht verniedlichen. Aber ich bin permanent erstaunt, wie konsequent in Sachen Nematoden und Cestoden die Hysterie bei Tierbesitzern geschürt wird. Dabei ist die Be-

gründung einfach - hinter der konzertierten Öffentlichkeitsarbeit stecken handfeste finanzielle Interessen.

Die Deutschen lieben ihre Tiere, und diese sind ihnen
Geld wert. Schauen wir uns mal ein paar Zahlen an. Der deutsche Heimtiermarkt beendete auch das Jahr 2017 mit einem
Umsatzplus und setzte den Wachstumstrend der Vorjahre
fort. Umsatzzahlen rund um die Tiergesundheit liefert uns die
Studie "Wirtschaftsfaktor Heimtierhaltung" von Prof. Dr. Renate Ohr, Universität Göttingen, aus 2014. Danach ließen sich
die Deutschen die Gesundheit ihrer Heimtiere im Jahr 2.100
Millionen Euro kosten. Von den 6,9 Millionen Hunden (laut
Heimtierstudie, andere Quellen geben zwischen 6 und 8 Millionen an) besuchen 87 % mindestens einmal jährlich einen
Tierarzt, 27 % müssen sogar dreimal oder öfter im Jahr auf
den Behandlungstisch. Die Durchschnitts-Tierarztkosten pro
Hund und Jahr betrugen rund 140 Euro. Davon leben rund
12.000 Tierärzte in 9480 Praxen, wie die Uni Gießen ermittelte.
Alleine durch den Medikamenten-Verkauf nehmen die Tier-
ärzte pro Jahr geschätzte 500 Millionen Euro (inkl. Mwst) ein.

Umsätze durch Parasitenprophylaxe in der Tierarztpraxis
Im Jahr 2008 sprach Jana Lohmann im Rahmen ihrer Disser-
tation mit Tierärzten über das Thema "Bedeutung der Parasitologie aus Sicht der praktizierenden Tierärzte". 49 % der
Befragten erwirtschafteten nach eigenen Angaben mit
parasitologischen Aufgabenstellungen bis zu zwanzig Prozent
ihres durchschnittlichen Praxisumsatzes. Eine fast ebenso
große Gruppe, 43 %, legte diesen Anteil noch höher - mit
zwanzig bis vierzig Prozent - fest.

Wenn von 6,9 Millionen Hunden 87 % einmal jährlich dem Tiermediziner vorgestellt werden, geht ganz sicher eine Wurmpille mit ins Körbchen. Macht über 6 Millionen Entwurmungen. Da die Entwurmung üblicherweise vierteljährlich empfohlen wird, sind wir vorsichtig gerechnet bei einem Potential von 20 Millionen Tabletten oder Pastentuben. Welcher Umsatz sich daraus für die Tierkliniken, aber auch die Pharmaindustrie ergibt, mag sich jeder selbst hochrechnen. Und dies ist nur eine Zahl für Deutschland. Für die Medikamente gibt es einen internationalen Markt mit gigantischem Umsatzpotential. Ich meine, schon deswegen lohnt es sich für gewisse Kreise, an der Mär der lebensbedrohenden Parasiteninvasion festzuhalten. Oder?

Nur - wenn Würmer so schädlich sind und Wurmkuren so ungefährlich, warum werden dann nicht Menschen regelmäßig, also prophylaktisch entwurmt? Es gibt zwar wenige - hysterische - Hundehalter, die regelmäßig nicht nur ihrem Hund, sondern gleichzeitig sich selbst eine Parasiten-Killer-Pille einwerfen ("Der Hund küsst mich schließlich!"), aber normalerweise wird ein Arzt dem menschlichen Patienten ein Anthelminthikum nur bei Nachweis einer tatsächlichen Infektion verschreiben. Wie oft lässt du dich auf Helminthen-Befall untersuchen?

Unabhängig von der finanziellen Motivation, die den Siegeszug der Parasiten-Medikamente anfeuerte, kam natürlich zeitlich günstig auch das veränderte Hygienebewusstsein hinzu. Die Menschen in den reichen Industrieländern ersetzten das wöchentliche Familienbad durch die tägliche Dusche, in Spülmitteln gab es antibakterielle Bestandteile, die Zahl der Impfungen nahm enorm zu und das Spielen im Dreck wurde als gefährlich für Kinder erachtet. Klar, dass man auch misstrauisch wurde, was die Haustiere anging. Da kamen die Warnungen der seriösen Pharmazeuten und Veterinäre gerade recht.

Warum gibt es eigentlich Würmer?

Für den normalen Tierhalter ist die Vorstellung gruselig, dass sein Liebling mit Darmparasiten zu tun haben könnte. Das kollidiert mit unserer modernen Vorstellung von Reinheit und Hygiene. Würmer machen krank, sie sind nicht nur eklig, sondern mindestens lebensgefährlich, und zwar für die vierbeinigen Wirtstiere selbst wie auch für ihre zweibeinigen Lebenspartner - das zumindest wird seit Jahrzehnten schon dadurch suggeriert, dass als oberste Tierhalterpflicht neben jährlichen Impfungen die regelmäßige Entwurmung propagiert wird. Und so festigte sich die Volksmeinung, dass Hunde grundsätzlich voller Ungeziefer sind - wenn man sie nicht in kurzen Abständen davor durch "Wurmkuren" schützt.

Kaum jemand hinterfragt diese Darstellung. Die von mir genannten Fakten und Zahlen nennt kein Tierarzt, und schon gar nicht stehen sie in den Broschüren der Hersteller von Antiparasitika. Man pflegt stattdessen die allgemeine Verunsicherung des Hundehalters weiter. Sex sells? Angst verkauft viel besser.

Dabei muss man nur mal die künstlich erzeugte Panik ausschalten und Logik aufkommen lassen, denn dann drängen sich Fragen auf. Zum Beispiel, warum Säugetiere seit jeher mit Parasiten zusammen- und sogar überleben. Hat das vielleicht einen Grund, einen Sinn? Oder diese: Was haben eigentlich Hunde und Katzen gemacht, bevor die Pharmaindustrie den unerwünschten Untermietern mit ihren Arzneimitteln den Garaus zu machen versuchte?

Parasitose oder Symbiose

Wie schon erwähnt, sind Würmer als Darmparasiten keine Erfindung der Neuzeit. So lange es Säugetiere gibt, haben diese mit inneren wie äußeren Parasiten zu tun.

Parasit bedeutet laut Lexikon der Biologie "Schmarotzer; Lebewesen, die dauernd oder vorübergehend auf (Ektoparasiten) oder in (Endoparasiten) einem andersartigen Organismus, dem Wirt, leben und diesen schädigen, ihn aber höchstens zu einem späteren Zeitpunkt töten." (Quelle: Spektrum der Wissenschaft).

Das mit dem Töten kann die Natur nicht wollen, das ist die Ausnahme. Denn wenn der Wirt schwächelt oder gar stirbt, verlieren seine Mitbewohner (oder Mitesser) Lebensraum und Nahrungsquelle zugleich. Wir stellen also fest, dass ein Wurmbefall für unsere Hunde eher nicht tödlich endet. Und das war auch schon so in den vielen Jahrtausenden, bevor Anthelminthika entwickelt wurden. Man hatte sich irgendwie miteinander arrangiert. Ein gesunder Organismus verträgt eine gewisse Anzahl von Parasiten nicht nur, er braucht sie sogar. Oft kommt es zu einer Symbiosebildung, wo jeder vom anderen profitiert.

Man braucht einander? Parasiten haben Vorteile?

Ja, du liest richtig. Machen wir mal einen kurzen Ausflug in die Humanmedizin. Noch vor wenigen Jahrzehnten fanden sich in den meisten Stuhlproben von Kindern Würmer. Heute haben Darmparasiten in der hygienischen westlichen Welt kaum noch eine Chance - aber die Zahl der Allergiker und Autoimmunkranken steigt und steigt. Diesen Zusammenhang prüfen Immunologen schon seit fast zwei Jahrzehnten. Sehr beliebt ist der Vergleich der Allergiker-Quote in den modernen Industriestaaten mit der in Gebieten, die an erbärmlicher

Hygiene und entsprechend großer Parasitenverbreitung leiden. Und siehe da - in der Dritten Welt sind Allergien die absolute Ausnahme. So berichtet der Wiener Arzt Prof. Dr. Rudolf Valenta in seinem Werk "Das Anti-Allergie Buch", dass in Indonesien nur zwei Prozent aller Kinder allergische Symptome kennen: "Staaten wie England dagegen sehen sich heute mit einer Allergikerrate von um die 30 Prozent konfrontiert". Auch in Deutschland soll jeder dritte Erwachsene unter dem falsch gepolten Immunsystem leiden.

Interessant ist die Erfahrung aus Gabun. Nach einer flächendeckenden Entwurmung von Schulkindern in dem afrikanischen Land stieg die Zahl der Fälle von Überreaktionen auf Milben und Co. Dort, so Dr. Valenta, "ließ sich nachweisen, dass Schulkinder kaum auf Hausstaubmilben reagieren, wenn sie sich Pärchenegel eingefangen haben." Er schlussfolgert: "Allergien und Parasiten gehen einander aus dem Weg." Und weiter: "Es liegen sogar Studien vor, darunter solche aus Israel und Afrika, die zeigen, dass Menschen Allergien genau dann entwickelten, wenn sie Entwurmungsmittel eingenommen hatten."

Gelegentlich lässt sich dieser Zusammenhang durch Laborparameter belegen. Ein deutsch-niederländisches Forschungsteam fand in einer Studie an afrikanischen Kindern den Wert des körpereigenen Abwehrstoffes Interleukin-10 erhöht. Dieser Stoff ist bei Allergikern nur vermindert vorhanden. Man prüft jetzt, ob ein hoher Interleukin-10-Level Allergien verhindern könnte.

Der britische Immunologe Graham Rook hat den Begriff "Old Friends Theory" geprägt. Seine Theorie lautete, dass Darmschmarotzer schon immer zum Leben gehörten und im Organismus wichtige Aufgaben erfüllten. Dann begann der

Siegeszug der Gesundheitspflege mit Medizin und Putzge-schwadern. Zunächst war man glücklich, dass die Parasiten kaum noch eine Rolle spielten. Den Zusammenhang zwischen dem Rückzug der Schmarotzer und dem immensen Anstieg der Immunstörungen entschlüsselt man erst langsam.

In einem Interview mit dem Dokumentarfilmer Bert Ehgartner erklärt Rook: "Unser Immunsystem wurde dadurch überrascht, dass einige seiner alten Freunde nicht mehr da waren." Möglicherweise hat es sich andere Betätigungsfelder gesucht und bekämpft jetzt Scheinarmeen aus Pollen und eigentlich verträglichen Lebensmitteln.

Das Immunsystem der Hunde funktioniert kaum anders als das der Menschen. Seit Beginn der Vendetta gegen canine Nematoden und Cestoden ist das Gleiche zu beobachten, wie bei den Menschen: Weniger Parasiten - mehr Fehlfunktionen des Immunsystems. Wie ist das zu erklären?

Die meisten Welpen nehmen schon vor der Geburt oder mit der Muttermilch entwicklungsfähige Wurmlarven auf. Und das hat einen guten Grund. Denn ein Immunsystem kommt nicht abwehrbereit auf die Welt. Es muss trainiert werden, es muss programmiert werden, auf dass es bei einer Attacke von Feinden diese korrekt identifizieren und gezielt bekämpfen kann. Egal, ob es sich um Bakterien, Viren oder Parasiten handelt. Insofern ist der frühe Kontakt des Hundenachwuchses mit Helminthen wichtig für die Entwicklung seiner effektiven Abwehr.

Man hat inzwischen die "Alte-Freunde-Theorie" genauestens untersucht und folgende Erklärung gefunden: Auf die Immigration von Darmparasiten reagiert das Immunsystems mit einer Abwehrreaktion. Diese aber wird von den Parasiten selbst mithilfe von Signalmolekülen gedämpft (das haben sich die unerwünschten Untermieter fein ausgedacht, oder? So haben sie eine dauerhafte Überlebenschance!). Fällt dieser dämpfende Effekt durch die Entwurmung weg, kann es zu überschießenden Reaktionen der Körperabwehr kommen. Sie stellt sich auf zum Kampf und sucht sich einen Gegner - und mangels echtem Feind attackiert sie vielleicht harmlose Umweltstoffe oder körpereigenes Gewebe.

Das Immunsystem lernt durch den Kontakt mit den Fremdorganismen, mit ihnen umzugehen, sie in Schach zu halten. Und am besten lernt es in jungen Jahren (klar, wer nicht?). Ich habe ja schon im Zusammenhang mit den zitierten Studien zur Parasitenverbreitung darauf hingewiesen, dass viel mehr Jungtiere als erwachsene Hunde von Würmern befallen sind. Die frühen Trainingseinheiten führen zum Erfolg: Viele ältere Hunde haben es später "geschafft", haben die Parasiten besiegt.

Wenn es sein muss

Früher fielen vor allem Jungtiere, die zu schwach für den Kampf gegen Krankheitserreger und Parasiten waren, der natürlichen Selektion zum Opfer. Für Tiere mit einem geschwächten Immunsystem kann ein Wurmbefall äußerst problematisch sein. Hier kann die Zahl der Parasiten auf ein gefährliches Maß steigen. Und diese Mengen können den Wirt tatsächlich schädigen, indem sie entweder große Mengen von Blut saugen (Rundwürmer) oder sich derart gierig an dem Nahrungsbrei im Darm bedienen, dass für den Wirt nicht genug Nährstoffe übrigbleiben (Bandwürmer). Besseren Haltungs- und Ernährungsbedingungen und natürlich dem Fortschritt der Medizin zum Dank müssen in unseren Breiten heute kaum noch Tiere an Parasiten sterben.

Denn es wäre falsch, Wurmkuren per se zu verteufeln. Richtig eingesetzt, haben sie ihre Berechtigung. Nämlich im Falle eines Befalles, wenn das Immunsystem des Wirtstieres den Kampf nicht schafft, wenn das Tier Hilfe braucht. Ob man diese dann mit einer chemischen Keule leistet oder Alternativen bevorzugt, ist eine Frage, auf die ich später noch eingehe.

Um es nicht erst zur Krise kommen zu lassen, sollte man sein Augenmerk immer auf eine starke Körperabwehr legen. Die hat ja nicht nur mit Darmparasiten zu kämpfen, sondern mit vielen weiteren Feinden unterschiedlicher Art, sie muss sozusagen allzeit bereit sein. Du bekommst später noch viele Tipps, wie du die Verteidigung deines Hundes widerstandsfähig gestaltest, sodass Parasiten gar nicht erst einziehen.

Die etablierte Praxis ist, der Körperabwehr alle Arbeit abzunehmen, etwa indem man das Tier in regelmäßigen Abständen entwurmt. Selbst wenn keine Würmer da sind (was beim weitaus größten Teil der Hunde der Fall ist), soll turnusmäßig die Wurmpille eingeworfen werden. Obwohl sie keinen prophylaktischen Effekt hat. Ich wiederhole: Eine "Wurmkur" kann einem neuen Parasitenbefall nicht vorbeugen.

So richtig von Erfolg gekrönt wurde denn auch diese Rundumschlag-Strategie bisher nicht. Die Hersteller der Anthelminthika beklagen gerne, dass es auch nach mehreren Dekaden vehementer Bekämpfung immer noch Parasitosen gibt (als wollten sie ihre Umsatzträger, die Wurmmittel, überflüssig machen). Natürlich fordern sie im gleichen Atemzug, dass einfach noch mehr und noch besser entwurmt werden müsse.

Schauen wir mal, wie die Ratschläge zur Wurmprophylaxe gemeinhin aussehen. Tierärzte halten sich gerne an die Vorgaben von ESCCAP, einer europäischen Vereinigung von Fachtierärzten für Parasitologie, die Empfehlungen für die Parasitenbekämpfung bei Haustieren erarbeitet. Auf deren Webseite kannst du z.B. einen Entwurmungstest machen und erhältst dann die Info, welche Entwurmungsroutine für deinen individuellen Fall sinnvoll ist. Die Abstände sind natürlich eher kurz, aber der Verein macht fast immer den Alternativvorschlag, eine Kotprobe untersuchen zu lassen und nur im Befall-Fall Medikamente einzusetzen.

In ihrer Broschüre schreiben sie aber auch: "Kann das individuelle Risiko eines Tieres nicht eingeordnet werden, sind mindestens 4 Entwurmungen pro Jahr zu empfehlen. Studien haben gezeigt, dass eine 1-2-malige Behandlung pro Jahr im Durchschnitt keinen ausreichenden Schutz bietet."

Die ESCCAP wird übrigens von den Größen der Pharmaindustrie (mit)finanziert. Wer Anthelminthika herstellt, ist in der auf der Webseite abgebildeten Sponsorenliste vertreten.

Unter der Aufzählung beteuert der Verein: "ESCCAP arbeitet unabhängig. Die Sponsoren haben keinerlei Einfluss auf die Inhalte der Empfehlungen."

Entwurmungsintervalle der ESCCAP

Für erwachsene Hunde lautet die Standard-Empfehlung, dass eine vierteljährliche Entwurmung sinnvoll ist. Für Hunde und Katzen in Haushalten mit kleinen Kindern wird sogar die monatliche Wurmkeule favorisiert. Die ESCCAP hält ersatzweise die Untersuchung von Kotproben auf Befall für akzeptabel, aber weniger sicher.

Trächtige Hündinnen sollen zum Ende der Tragzeit eine Wurmkur erhalten. Damit will man die bereits beschriebene, hormonell ausgelöste Aktivierung der Parasiten und ihre Wanderung in Gebärmutter und Milchdrüsen verhindern. Es gibt nur ein Problem: Laut ESCCAP gibt es "für die Behandlung trächtiger Hündinnen mit dem Ziel, eine Wurminfektion der Welpen im Mutterleib zu verhindern, in Deutschland keine zugelassenen Präparate." Es gebe aber Mittel, die sich bewährt haben - auch ohne Zulassung.

Die säugende Mutterhündin soll grundsätzlich zeitgleich mit ihrem Nachwuchs entwurmt werden. Propagierte Faustregel für die Welpen und ihre Mama: Ab der zweiten Lebenswoche alle zwei Wochen, und das bis zwei Wochen nach dem Absetzen. Anschließend vergrößert man die Abstände auf eine bis zwölf "Wurmkuren" pro Jahr - je nach Risikoeinschätzung. Oder man lässt per Kotprobe den Befall feststellen und entwurmt nur bei Bedarf.

Was Welpen angeht, könnte man meinen, dass das kleine Hundekind mit dem Vorsorgeplan der ESCCAP vor dem

Bösen der Welt prima geschützt wäre. Nur: wie soll sich bei so viel "Hilfe" von außen ein noch völlig unerfahrenes Welpen-Immunsystem entwickeln? Woran soll es trainieren, was es später ein Leben lang beherrschen muss? Und schließlich: Womit soll es sich beschäftigen?

Da ist sie wieder, die Vermutung, dass die steigende Rate an Allergie- und Autoimmunerkrankungen bei Haustieren wie Menschen (mit-)verursacht wird durch zu viel Hygiene, zu viel Schutz vor äußeren Einflüssen. Diese Übervorsicht wird besonders im jungen Alter relevant, wenn das Immunsystem eigentlich vor Kraft strotzt und überaus bereit ist, es mit seinen vielfältigen Feinden aufzunehmen. Sind keine echten Angreifer verfügbar, richtet es seine Aktivitäten gegen vermeintliche Schädlinge (wie Pollen, Haustaubmilben, Nahrungsbestandteile und viele andere Allergene) - oder sogar gegen sich selbst, was in einer Autoimmunkrankheit enden kann.

Wurmkuren und das Immunsystem

Bleiben wir beim Immunsystem. Ganz wichtig für die körpereigene Abwehr ist der Darm selbst. Und hier speziell seine bakterielle Besiedelung, das Mikrobiom.

Was ist die Darmflora?

Die Darmflora (oder das Mikrobiom) stellt ein komplexes, bakterielles Ökosystem mit vielfältigen Aufgaben dar. Die Darmbakterien helfen bei der Nahrungsverwertung, schützen vor krank machenden Keimen, produzieren Vitamine, regen die Darmperistaltik an und unterstützen den Körper bei vielen weiteren Aufgaben. In den letzten Jahren hat die Forschung sich mit dieser kleinen, großen Welt eingehend beschäftigt und unter anderem belegt, dass das Mikrobiom bei Mensch und Tier für die Gesundheit eine wichtige Rolle spielt, und dass Veränderungen der Darmbesiedelung das Risiko für Lebensmittelallergien oder chronisch-entzündliche Darmerkrankungen steigern können.

Freiburger Forscher bewiesen 2012 erstmals, dass eine intakte Darmflora nicht nur lokal - also im unteren Verdauungstrakt - vor Feinden schützt, sondern tatsächlich eine wichtige Wirkung auf die Immunantwort des Körpers hat. Bei zielgerichteten Versuchen erkrankten Mäuse ohne Darmflora an viralen Infektionen deutlich stärker, als die Mäuse der Vergleichsgruppe mit normaler Darmflora. Wurden die keimfreien Mäuse mit einer gesunden Darmflora besiedelt, verbesserte sich die Immunantwort wieder. „Wir zeigen hier erstmals, dass Veränderungen in der natürlichen Darmflora durch Antibiotikagabe, Hygiene oder Lebensstil erhebliche Auswirkungen auf das gesamte Immunsystem haben können", so Prof. Dr. Andreas Diefenbach von der Universität Freiburg.

Die Darmflora ist in aller Munde. Oha... wenn das mal nicht im *Hohlspiegel* landet. Anders gesagt: Die Funktion des Mikrobioms wird in den letzten Jahren mehr und mehr thematisiert, seine wichtige Arbeit für das Immunsystem regelrecht gefeiert. Deswegen achten immer mehr Menschen auf eine gesunde Darmflora, sowohl bei sich selbst als auch bei ihren Haustieren. Und wenn ein moderner Marktschreier (Blogautoren, Influencer, Facebook-Aktivisten...) behauptet, etwas sei schädlich für das Mikrobiom, dann kann schon mal eine leichte Hysterie um sich greifen.

An vielen Orten des weltweiten Webs ist zu lesen, dass Wurmkuren die Darmflora schädigen. Leider steht diese Behauptung immer sehr alleine da, sprich: Niemand kann erklären, auf welche Art und Weise das geschehen soll. Nirgends findet sich eine wissenschaftliche Untersuchung, die dafür Belege, Erklärungen oder Zahlen liefert. Jetzt schießt bei geübten Zweiflern wieder der Klassiker ins Gehirn: "Ja, aber wer finanziert denn die Studien? Das ist doch die Industrie, und die wird ja nicht dafür bezahlen, dass ihre Produkte schlecht aussehen." Das ist ein Standpunkt. Aber man sollte sich nicht nur in Verschwörungstheorien verlieren, sondern auch mal ganz unvoreingenommen die Fakten wahrnehmen.

Zunächst einmal muss ein Medikament vor der Zulassung umfassend getestet werden, und aus den - von der Zulassungsbehörde überprüften - Ergebnissen entstehen dann die Angaben in den Beipackzetteln mit sehr seltenen bis häufigen unerwünschten Arzneimittelwirkungen (UAW, das sind die Nebenwirkungen). In der Praxis gibt es dann die Möglichkeit, Auffälligkeiten zu melden. Adressat ist das Bundesamt für Verbraucherschutz und Lebensmittelsicherheit (BVL), bei Impfstoffen das Paul-Ehrlich-Institut (PEI). Ich persönlich gehe nicht davon aus, dass Tierärzte in ihrer täglichen Praxis allzu fleißig bei der Abgabe dieser Meldungen sind, und kann diese Vermutung leider im Buchteil III über Impfungen durch Zahlen belegen. Dennoch haben wir hier eine akzeptable Überwachungsmöglichkeit. Wenn auffallend viele, gleichlautende Meldungen über UAW eingehen, muss irgendwann darauf reagiert werden. Die Bundestierärztekammer, die ebenfalls Meldungen erfasst, erklärt: "Bei begründetem Verdacht eines Arzneimittelrisikos leitet das BVL bzw. PEI notwendige Maßnahmen im Rahmen eines so genannten Stufenplanes ein." Wie beim Floh- und Zeckenmittel Bravecto, welches in den letzten Jahren in der öffentlichen Online-Meinung eine beispielhafte Negativkarriere gemacht hat. Offenbar zu Recht, denn aufgrund einer hohen Zahl gemeldeter Arzneimittelreaktionen (darunter in Europa bis Mai 2018 über 1700 Todesfälle), wurde die Sicherheit der Flohtablette auf europäischer Ebene erneut bewertet. Als Folge bekam der Zulassungsinhaber im August 2017 Anweisung, die Fachinformation anzupassen, also erweiterte Warnhinweise in den Beipackzettel aufzunehmen. Das nur als Beispiel dafür, wie so eine Stufe des Plans aussehen kann. Zu Bravecto kommen wir noch in Teil III über Floh- und Zeckenschutz.

Die meisten Wirkstoffe in den Anthelminthika sind seit Jahren, wenn nicht Jahrzehnten auf dem Markt. Ja, es gibt Nebenwirkungen, aber die Darmflora ist eher weniger gefährdet. Warum? Das erklärt sich durch die Wirkungsweise der Arzneimittel. Kommen wir also zunächst zu den Inhaltsstoffen der erhältlichen Wurmkuren.

In Deutschland zugelassene Wirkstoffe in Anthelminthika für Hunde / innere Anwendung

Wirkstoff Name	Wirkung auf	Wirkungsweise	Nebenwirkungen / Warnungen
Pyrantel	Haken-, Spulwürmer	Bewirkt durch Blockade der muskelversorgenden Nerven in den Würmern eine Lähmung, die zur Ausscheidung aus dem Wirtsorganismus führt. Wird kaum absorbiert.	Für Menschen gibt es eine Warnung bei Leberschädigung. Nicht in der Schwangerschaft anwenden. Bei Darmwandschädigungen ergibt sich eine erhöhte Resorption.
Praziquantel	Bandwürmer	Wirkt gegen alle Stadien (Eier, unreife und reife) der Cestoden. Nervengift, führt zu spastischer Lähmung und dadurch zur Ausstoßung oder zum Tod des Parasiten.	Für Tiere laut PB* keine bekannt: "Dosierungen bis zum zehnfachen (50 mg/kg KGW) werden im Allgemeinen symptomlos vertragen. Höhere Dosierungen können zu Erbrechen führen." Für Menschen schreibt wikipedia: " Gelegentlich bis häufig treten Leibschmerzen, Myalgien (Muskelschmerz), Übelkeit, Erbrechen, Inappetenz oder Kopfschmerzen als Ausdruck der Wirkungen auf die menschlichen Calciumkanäle auf. Auch Schwäche, Schwindel, Benommenheit, Müdigkeit sowie Temperaturerhöhung und Urtikaria (Nesselsucht) sind häufig. Selten Meningismus und Verwirrtheit."

Wirkstoff Name	Wirkung auf	Wirkungsweise	Nebenwirkungen / Warnungen
Milbemycin	Breitband: Würmer, Milben, Herzwurm-prophylaxe	Nervengift. Verursacht eine schlaffe Lähmung und schließlich den Tod des Parasiten.	Nicht geeignet für Hunde mit MDR1-Defekt. Bei Überdosierung sind Mydriasis, Ataxie und Tremor möglich, klingen aber ohne Behandlung innerhalb eines Tages ab.
Fenbendazol	Breitband-Anthelminthikum: Nematoden, Cestoden. Ovizid. Auch gegen Giardien.	Langsam wirkend. Der Parasit verhungert, stirbt ab und wird ausgeschieden. Bei Bandwürmern kommt es zu Schäden der Saugstrukturen, so dass die Ausscheidung über den Kot erfolgt. Wird kaum resorbiert.	Gut verträglich, selbst eine zehnfache Überdosierung bleibt meist symptomlos. Bei Haushund und Hauskatze kann selten Erbrechen als Nebenwirkung auftreten. Nicht für trächtige Tiere geeignet.
Flubendazol	Nematoden, Cestoden	Wie Fenbendazol	Langsame Wirkung, muss mehrere Tage gegeben werden, damit eine genügend lange Kontaktzeit zum Wurm gewährleistet ist. Bei Tieren mit schneller Darmpassage (Fleischfresser) wirkt das Mittel daher weniger gut. Sehr gut verträglich, selbst starke Überdosierungen bleiben ohne Folgen.
Ivermectin	Nematoden, Ektoparasiten	Langsam wirkendes Nervengift. Verursacht Lähmung und Tod. Stört Larvenentwicklung und Eibildung.	Nicht für Hunde zugelassen, wird gelegentlich umgewidmet. Lebensgefährlich für Hunde mit MDR1-Defekt (siehe Kasten).

Wirkstoff Name	Wirkung auf	Wirkungsweise	Nebenwirkungen / Warnungen
Emodepsid	Nematoden, Cestoden	Nervengift. Verursacht eine schlaffe Lähmung und schließlich den Tod des Parasiten.	Nicht für Hunde mit MDR1-Defekt (siehe Kasten). Nüchtern zu geben. Bei Verabreichung mit dem Futter und damit zu schneller Wirkstofffreisetzung kann Übelkeit und Gangunsicherheit auftreten.
Febantel	Nematoden, Cestoden	Wie Fenbendazol	Bei einer Überdosierung wird Erbrechen beobachtet. Eine Langzeittherapie kann bei männlichen Hunden zu Fertilitätsstörungen führen. Bei Welpen kann es außerdem zu einer Gewichtsreduktion kommen. Aufgrund seiner fruchtschädigenden Eigenschaften ist Febantel bei trächtigen Tieren kontraindiziert. Die Wirkung hängt vor allem von der Dauer eines effektiven Wirkstoffspiegels ab. Bei Fleischfressern ist es bei einmaliger Anwendung aufgrund der schnellen Darmpassage nicht oder nur unzureichend wirksam.
Oxantel	Peitschenwurm	Lähmung der Würmer, wodurch diese mit dem Stuhl ausgeschieden werden	Verdauungsstörungen wie Übelkeit, Erbrechen, Durchfall und Appetitlosigkeit sowie ein verminderter Allgemeinzustand. Nicht für trächtige Tiere.
Mebendazol	Breitspektrum-Anthelminthikum	Wie Fenbendazol	Beim Hund wurden gelegentlich Erbrechen und Diarrhoe sowie in Einzelfällen Leberschäden beobachtet. Muss über mehrere Tage verabreicht werden. Auch für Hündinnen während der Laktation geeignet.

Hinter der hier kurz beschriebenen Wirkungsweise der Wirkstoffe versteckt sich im Grunde folgendes: Es werden überwiegend Körperstrukturen der Parasiten angegriffen, die im Säugetierorganismus nicht vorhanden sind. Auch Bakterien werden durch Anthelminthika nicht unmittelbar geschädigt, da sie von anderer biologischer Struktur sind, als die Helminthen. Die Darmflora, bestehend aus Milliarden von Bakterien, kann also eigentlich völlig unbeeindruckt von der Wurmkur ihre Arbeit weiter tun.

Problematisch wird es erst, wenn ein Tier stark befallen, der Darm voller Parasiten ist. Diese werden vermutlich erfolgreich durch das Antiparasitikum eliminiert. Aber was passiert dann mit ihnen? Die sterbenden und toten Helminthen können Toxine bilden, die die guten, wertvollen Darmbakterien des Mikrobioms angreifen. Darüber hinaus werden die Wurmleichen resorbiert, also verdaut und vom Körper aufgenommen. Und mit ihnen das Nervengift. Dieses muss dann von den Entgiftungsorganen Leber und Niere wieder hinauskomplimentiert werden.

Deswegen ist es wichtig, den Wurmbefall unter Kontrolle zu halten. Ich spreche hier von wirklicher Prophylaxe. Bei jedem Einsatz von Medikamenten muss das Nutzen-Risiko-Verhältnis beachtet werden. Die regelmäßige Verabreichung von Wurmkuren auf Verdacht sind der falsche Weg. Sie kann sogar in einen bösen Kreislauf führen. Dann nämlich, wenn das Mikrobiom aus anderen Gründen nicht gut aufgestellt ist oder durch erste Wurmkuren einen Schaden erfährt. Eine nicht-intakte Darmflora begünstigt eine erneute Besiedelung durch Darmparasiten. Und dass Bello täglich viele Möglichkeiten hat, sich wieder Larven einzufangen, wurde ja bereits erklärt. Macht man dann mit der Entwurmung den unerwünschten Untermietern den Garaus, wird möglicherweise die darmeigene Abwehr gegen eine neue Besiedelung weiter herabgesetzt. Überdies stellt man in der tierärztlichen Praxis im zeitlichem Zusammenhang mit Wurmkuren oder Impfungen (die grundsätzlich eine Kraftprobe für jedes Immunsystem darstellen, wir kommen dazu im Kapitel über Impfungen) häufig Infektionen mit Giardien fest.

Mit der Verabreichung von Wurmkuren schafft man also möglicherweise die Basis für die weitere Notwendigkeit von Behandlungen. Eine nachhaltige Parasitenfreiheit ist damit nicht zu erreichen.

Ein Antiparasitikum ist ein wunderbares Medikament, wenn Parasiten vorhanden sind und der Organismus alleine das Problem nicht lösen kann. Aber selbst bei der gegebenen geringen Gefährlichkeit ist es ein Nervengift, ein Toxin. Es wird zwar nur zum kleinen Teil resorbiert - aber die Belastung kumuliert sich, wenn über die Hunde-Lebensjahre der Körper immer wieder damit traktiert wird. Denn laut gängiger Empfehlung wird ja nicht nur ein- oder zweimal im Hundeleben die chemische Keule geschwungen. Folgt man den Empfehlungen von Veterinären und Pharmazeuten, hat ein Hund im Alter von 12 Jahren bummelig 50 Wurmkuren geschluckt.

Jeder Tierarzt hat Patienten, die auf die Verabreichung von Anthelminthika mit Erbrechen oder Durchfall reagieren. Immer wieder erfährt man von epileptischen Anfällen in zeitlichem Zusammenhang mit einer Wurmkeule. Deswegen sollte Tierhaltern wie Therapeuten stets bewusst sein: Wurmtabletten sind keine harmlosen Lutschbonbons. Nicht umsonst sind sie verschreibungspflichtig.

Für mich ergibt sich nur eine Schlussfolgerung: Vorbeugen ist viel besser, als Gift zu schlucken. Kotuntersuchungen können die Arzneimittelbelastung deutlich verringern, weil durch sie die Möglichkeit besteht, die Medikamente bedarfsgerecht einzusetzen. Das rate ich dir als ersten Schritt zur neuen Wurmprophylaxe.

MDR1-Defekt

Hierbei handelt es sich um einen genetischen Defekt in der Blut-Hirn-Schranke. Diese schützt normalerweise davor, dass toxische Substanzen vom Blut ins Nervengewebe übergehen. Bei Collies, Collie-Mischlingen, Shelties, Bobtails und anderen Hütehund-Rassen sowie deren Mixe kann dieser Schutz vor diversen Arzneimittelwirkstoffen fehlen, so zum Beispiel vor Ivermectin. Gibt es bei Hunden mit normal funktionierender Blut-Hirn-Schranke Vergiftungssymptome erst bei Ivermectin-Dosierungen über 2000 Mikrogramm (Millionstel Gramm) pro Kilogramm Körpergewicht (μg/kg), reagieren Tiere mit MDR1-Defekt schon bei 100 μg/kg mit neurotoxischen Anzeichen wie Bewegungsstörungen, Desorientierung und Speichelfluss. Bei 200 μg/kg droht der Tod. Hunde mit diesem Gendefekt sollten auch keine Pferdeäpfel fressen, da bei der Entwurmung von Pferden mit Ivermectin ein großer Teil des Wirkstoffes mit dem Kot ausgeschieden wird. Zu den gefährlichen Stoffen gehören auch Narkosemittel, daher sollte man seinen Hund vor einer Operation per Bluttest auf die MDR1-Fehlfunktion untersuchen lassen, wenn er zu den betroffenen Rassen (oder einem Mix daraus) gehört.

Der zweite Schritt: Fokussiere dich auf die Gesunderhaltung, auf Schonung und Pflege des Mikrobioms, auf Unterstützung der körpereigenen Abwehr. Vielleicht braucht dann auch dein Hund jahrelang keine einzige Wurmkur! Durch die richtige Fütterung und Haltung kann das Immunsystem so fit werden, dass es mit ein paar Parasiteneiern, die zufällig nach dem Schnüffeln von der Nase geleckt wurden, wunderbar klarkommt. Ein gesunder Organismus mit einer funktionierenden Immunabwehr und einer intakten Darmflora sollte sich gegen Würmer erfolgreich zur Wehr setzen können. Weiter unten findest du ergänzend Rezepte aus der Naturapotheke, die den Darm für Untermieter unattraktiv machen.

Resistenzen

Trotzdem der Krieg gegen die Helminthen seit Jahrzehnten geführt wird, an der Häufigkeit der Wurminfektionen (die ja gar nicht so hoch ist, wie wir schon erfahren haben) hat sich offenbar wenig geändert. Geschäftstüchtige Pharmalobbyisten stellen immer wieder zur Diskussion, deswegen noch häufigere Entwurmungen zu empfehlen. Das aber lehnen sogar viele Tierärzte ab, und auch das ESCCAP empfiehlt nur unter besonderen Umständen die monatliche Keule. Denn diese als Standard-Intervall vorgeschlagen, könnte bei einem Gros der Tierbesitzer dazu führen, dass sie endlich an die Schmerzgrenze stoßen und die Compliance (dieses wundervolle Wort steht in der Medizin für "kooperatives Verhalten von Patienten im Rahmen einer Therapie") verlorengeht. Vermutlich würden viele Hundehalter zweifeln, ob das denn wirklich notwendig ist, und ob es nicht Alternativen gibt.

Noch ein weiteres Risiko stiege, nämlich dass ein häufigerer, regelmäßiger Einsatz der wenigen verfügbaren Mittel die Gefahr von Resistenzen erhöht.

Zumindest bei Wurmkuren für Pferde und landwirtschaftliche Nutztiere zeigt sich eine besorgniserregende Entwicklung. Nach vehementem chemischem Bombardement sind hier schon seit Jahrzehnten verschiedene Darmparasiten mit Resistenzen gegen die gängigen Anthelminthika bekannt. Laut der Tierärztin Dr. Frauke Garbers (artgerecht-tier.de) wurden schon "Ende der 1980er Jahre Empfehlungen ausgesprochen, so wenig wie möglich mit Wurmmedikamenten zu behandeln – um die Resistenzentwicklung zu bremsen." Trotzdem werden weiterhin regelmäßige Bestandsbehandlungen durchgeführt, ohne vorherige Kontrolle, ob überhaupt eine Parasitose vorliegt. Die häufigen Masseneinsätze erhöhen die Chancen auf Resistenzbildungen weiterhin. Man versucht diesen durch die Erhöhung der Dosierung entgegenzusteuern - also den Teufel mit dem Beelzebub auszutreiben.

Was die Mittel gegen Endoparasiten für Kleintiere angeht, äußert sich die ESCCAP wie folgt: "Für Katzen und Hunde gibt es nur wenige Berichte und tatsächlich dokumentierte Fälle über vermutete Resistenzen von Parasiten gegenüber Anthelminthika. Die offensichtlich geringe Anzahl an Berichten kann Hinweis darauf sein, dass Resistenzen nicht vorhanden oder nur sehr selten sind." Die Wahrscheinlichkeit von Resistenzentwicklungen "in größeren Hunde- und Katzenbeständen" sei vermutlich aber erhöht. Man sollte daher in intensiven Haltungsformen wie Tierheimen, Zwingern oder großen Zuchten die Bekämpfung von Würmern sorgfältig planen und mit Kotproben begleiten: "Ziel ist es, vorhandene Wurmspezies zu diagnostizieren und die Wirksamkeit der präventiven und therapeutischen Maßnahmen kontinuierlich zu überprüfen."

Die Gefahr der Resistenzbildung sei nämlich bei Hunden und Katzen vor allem geringer, so argumentiert die ESCCAP, weil keine Bestandsbehandlungen praktiziert würden: "Sie werden einzeln zu unterschiedlichen Zeitpunkten und mit einer Vielzahl unterschiedlicher Wirkstoffe behandelt. Darüber hinaus kommen sie auf ihren Spaziergängen und Ausflügen mal hier, mal dort mit immer wieder neuen 'Wurmpopulationen' in Kontakt." Dennoch wird geraten, dass Tierarztpraxen von sich aus turnusmäßig die von ihnen verordneten Wurmkuren wechseln, also nicht jahre- und jahrzehntelang die gleichen Wirkstoffe verabreichen.

Nachweispflicht

In Dänemark, Schweden, Finnland, Holland und Italien zog man aus den zunehmenden Resistenznachweisen klare Konsequenzen: Laut der Zeitschrift VetImpulse (Ausgabe 21/2011) gilt hier ein Verbot "prophylaktischer" Wurmkuren. Nur bei einem klaren Befund dürfen Parasitenkiller eingesetzt werden. Und klarer Befund bedeutet hier, dass schon eine ansehnliche Menge von Wurmeiern im Kot gefunden werden muss, bevor das Medikament eingesetzt wird. Tauchen nur vereinzelte Eier auf, geht man davon aus, dass der Patient, der Parasitenwirt, die Angelegenheit selbst mittels Immunabwehr regelt.

Eine Nachweispflicht vor Verabreichung von Anthelminthika ist hier in Deutschland bisher kaum im Gespräch. Sehr gerne werden weiterhin Wurmmedikamente durch das Praxispersonal über den Empfangstisch verkauft. Was so eigentlich nicht passieren darf. In § 12 der Verordnung über tierärztliche Hausapotheken heißt es, dass apothekenpflichtige Arzneimittel - und das sind Anthelminthika - "an Tierhalter nur im Rahmen einer ordnungsgemäßen Behandlung (...) abgegeben werden" dürfen. Dazu gehöre, dass die Tiere "im angemessenen Umfang vom Tierarzt untersucht worden sind" und "die Anwendung der Arzneimittel und ihr Behandlungserfolg vom Tierarzt kontrolliert werden."

Ich persönlich finde ja, dass derartige Untersuchungen und Kontrollen bei verschreibungspflichtigen Medikamenten grundsätzlich keine übertriebene Forderung sind. Nicht nur, um Resistenzbildungen zu verhindern.

Natürlich geht auch

Wir haben inzwischen eine Menge über Würmer erfahren. Wir wissen jetzt, dass Würmer zwar nicht angenehm sind, aber dass der Ekel vor ihnen alleine nicht krank macht. Wir sehen, dass der Plan der letzten Jahrzehnte, Würmer mit allen verfügbaren chemischen Mitteln auszurotten, gescheitert ist.

Trotzdem muss unser Hund davor geschützt werden, dass Parasiten ihm Schaden zufügen. Bevor das Kräfteverhältnis kippt, darf und muss man als verantwortungsvoller Halter eingreifen und sein Tier zwecks Gesunderhaltung unterstützen. Ob du in diesem Fall zur chemischen Waffe greifst oder dich der natürlichen Alternativen bedienst, entscheidest du selbst. Auf keinen Fall lassen wir unseren Hund mit dem Risiko alleine. Unsere Strategie lautet nicht, ihm den Kampf abzunehmen, sondern ihn in der Schlacht zu unterstützen.

Und das geht in vielen Fällen ohne Chemie. Oder - was machen in solchen Fällen Tiere in freier Wildbahn, die nicht mal eben eine Wurmpille einwerfen können? Auch die sorgen vor! Aber nicht mit Wurmkuren vom Tierarzt, sondern mit wirksamen Mitteln aus der Natur.

Jeder Hundebesitzer hat schon beobachtet, wie sein Vierbeiner im Garten oder in der Natur an Gräsern und Kräutern genascht hat. "Dem ist übel", vermutet man dann gerne, und meist erleichtert es den Hund, wenn er schließlich etwas Schleimiges mit Gräsern drin erbricht. Um sich zu kurieren, hat er sich der natürlichen Apotheke bedient. Auch gegen Darmparasiten hält die Natur wirksame Mittel bereit. Wölfe, Füchse, Wildkatzen - sie alle beißen mit sicherem Instinkt in die lokal verfügbaren Pflanzen, die den Untermietern den Garaus machen oder die Darmflora so aufbauen, dass das Schmarotzerleben darin zu ungemütlich wird. Selbst das

Fressen von Fellstücken ihrer Beutetiere hilft den Raubtieren bei der Darmreinigung. Von den Wildtieren lernen wir, wie wir auch unsere Haustiere auf natürliche Art vor Parasiten schützen können.

Die Natur macht es vor	
Wie sich Wildtiere schützen: Sie...	**Wie wir unsere Hunde schützen können**
...suchen und fressen Kräuter mit ätherischen Ölen	Entsprechende Kräuter ins Futter: Oregano, Thymian, Kokosöl, Propolis...
...kauen an weichen Holzstücken oder Wurzeln und verschlucken Splitter = mechanische Reinigung	Kokosraspeln oder grob geraspelte rohe Möhren erfüllen den gleichen Zweck (bitte keine Holzstücke geben wegen Verletzungsgefahr)
...fressen Fellteile ihrer Beutetiere = mechanische Reinigung	z.B. Rinderkopfhaut mit Fell zum Kauen geben, pflegt auch die Zähne

Natürlich muss man auch bei Mitteln aus der Natur wissen, was man tut. Die Dosis macht nicht nur in der Chemie das Gift. Hausmittel wie Rizinusöl sind sehr wirkungsvoll, aber sie können auch schaden, daher ist Vorsicht mit der Dosierung geboten. Trotzdem lohnt sich der Versuch, auf natürliche Art und ohne Chemie die Darmhygiene zu managen und das Immunsystem zu stärken, so dass die unerwünschten Untermieter von sich aus das Weite suchen - wenn sie überhaupt erst einziehen.

Wir machen den Darm stark!

Die meisten Hunde werden von ihren gutmeinenden Besitzern schon vom Welpenalter an regelmäßig mit Tabletten, Pasten oder Spot-on-Präparaten vom Tierarzt entwurmt und vor Ektoparasiten geschützt. Wenn auch du das bisher so praktiziert hast, dann mach jetzt vor allem eines nicht: dir Vorwürfe. Du hast es nicht besser gewusst! Und alle haben gesagt, das sei das Beste für deinen Hund. Niemand hat dich über die Risiken aufgeklärt, geschweige denn dir Alternativen erklärt oder angeboten.

Jetzt hast du einen wichtigen ersten Schritt getan, um deinen Hund zukünftig nicht weiter grundlos dem Risiko der regelmäßigen chemischen Entwurmungen auszusetzen: Du hast dieses Buch gekauft und bis hierher gelesen. Ab sofort wird also alles anders - nein, nicht alles, aber vieles. Ich hoffe jedenfalls, dass du meine hier folgenden Tipps, Tricks und Rezepte zum Wohle deines Vierbeiners umsetzt.

Der Anfang

Wenn dein Hund (wie die meisten) bisher öfters eine Wurmkur bekommen hat, solltest du ihn zunächst sanft entgiften und etwas für die Unterstützung seiner Darmflora tun. Die Anleitung dazu findest du in Teil IV (ab Seite 180). Ob du gleich oder später via Kotprobe den Befallstatus feststellen willst, entscheidest du selbst. In jedem Fall kannst du sofort beginnen, das potentielle Eigenheim der Endoparasiten umzudekorieren. Ab sofort ist der Darm deines Vierbeiners für Untermieter alles andere als einladend!

Möglich ist dabei eine erwünschte Nebenwirkung: Weniger Zecken! Die "Hausmittel", die dem Hund diese Blutsauger

vom Pelz halten, sind zum Teil die gleichen wie die Wurm-
vergrätzer.

Als wurmwidrig geltende Pflanzen		
Propolis	Karotten	Knoblauch
Papayakerne	Oregano	Thymian
Kokosöl, -flocken	Kamala	Kieselgur
Walnussblätter	Kürbiskerne	Ingwer, Galgant
Schwarzkümmel	Bärlauch	... und viele mehr

Es gibt weitere Mittel: Im Liber Herbarum finden sich alleine 21 Pflanzen, die als wirksam gegen Bandwürmer beschrieben werden, darunter Hopfen, Lärche und Erdrauch. Du
siehst, vieles hier Genannte ist so alltäglich, dass man gar
nicht drauf käme, es für den Zweck der Wurmabwehr einzusetzen. Ja, so sind sie, die Mittel aus der Natur. Es braucht
nichts exotisches - Wildtiere finden ihre Kräuterapotheke
dort, wo sie leben.

Und nun erkläre ich dir, wie du diese Naturmedizin prophylaktisch und therapeutisch bei deinem Hund einsetzen
kannst. Ganz wichtig - für Katzen sind einige der Komponenten giftig, weswegen du keinen der Tipps aus diesem Buch
ungeprüft für die Samtpfote übernehmen darfst.

So schaffst du ein wurmwidriges Darmmilieu

Die besten Rezepte haben einen großen Vorteil: Sie bestehen
aus nur wenigen Komponenten, und man muss diese nicht im
Spezialgeschäft oder zeitraubend im Internet aufspüren. Man
hat sie sowieso zu Hause! Oder bringt sie beim normalen Le-
bensmitteleinkauf aus dem Supermarkt oder Bioladen mit.

Am einfachsten als Futterzusatz zu verwenden sind diese Pflanzen, die den Darm für Endoparasiten ungemütlich gestalten:

- 1 Esslöffel Kokosöl oder -flocken
- 1 Teelöffel Oregano getrocknet

Bei Bandwürmern hilft folgendes Rezept aus Kürbiskernen und Rizinusöl (für einen 20-Kilo-Hund):

Den Hund 12 Stunden fasten lassen. Man nimmt 100 Gramm schalenlose Kürbiskerne, zwei Drittel davon mit etwas Wasser fein püriert, den Rest grob gehackt. Diese Masse verfüttert man morgens mit etwas leckerem Nassfutter. Ein bis zwei Stunden später gibt man einen Esslöffel (ca. 7 ml) Rizinusöl ein, idealerweise mit einer Spritze ins Maul. Wer lieber trickst, tränkt eine Scheibe Brot mit dem Rizinusöl und gibt dieses als Klappstulle dem Hund als Leckerli. Mit Glück realisiert der Hund den schlechten Geschmack erst nach dem Runterschlingen. Es kann zu breiigem Kot oder leichtem Durchfall kommen. Im günstigsten Fall wird der Bandwurm komplett ausgeschieden (und entsorgt, damit er nicht in einem anderen Tier eine neue Dynastie gründen kann).

Weitere Kräuter gegen Würmer

Zu den exotischen Wurmmitteln gehört der Wirkstoff Papain, der sowohl im Papaya-Fruchtfleisch als auch in den Kernen vorkommt. Dies wird in tropischen und subtropischen Gebieten - da wo die Papaya wächst - von Landwirten zur Entwurmung ihres Viehs und ihrer Haustiere eingesetzt. Ich las von einer nigerianischen Studie, in der Papayakerne zur Endoparasiten-Behandlung an Schweinen getestet wurden. Der Erfolg lag bei 90 Prozent.

Rezept für Chicky

Ihre Besitzerin war verzweifelt: Auch nach der 3. Wurmkur innerhalb weniger Wochen war ihre Border Collie-Mixhündin Chicky die Hakenwürmer nicht los. Es mussten Alternativen her.

Ich empfahl ihr diese (Rezept für einen mittelgroßen (ca. 25 kg Gewicht), erwachsenen Hund):

- 1 große geraspelte Möhre (roh)
- Propolis (Erwachsenen-Dosis, in Pulver- oder Tropfenform. In der Apotheke gibt es Kapseln, diese öffnen und das Pulver verwenden - oder direkt beim Imker holen);
- 1 Esslöffel Kokosöl oder Kokosflocken
- evtl. eine geriebene Knoblauchzehe

Das ganze bei Befall 10 Tage lang zweimal täglich ins Futter geben. Zwecks Prophylaxe gibt man die verschiedenen Komponenten einmal wöchentlich zum Futter - alle zusammen oder einzeln.

Nachdem der Hund zehn Tage lang zweimal täglich die Komponenten mit dem Futter genommen hatte, warteten wir noch eine Woche bis zur erneuten Kotkontrolle. Diese fiel negativ aus - Chicky war endlich parasitenfrei.

Ebenfalls in hiesigen Breiten weitgehend unbekannt ist Kamala oder auch Fruchthaarpulver. Man findet es in Online-Shops und dosiert entsprechend Packungsanweisung. Eine einmalige Gabe soll genügen, eine Wiederholung nach einer

Woche gibt mehr Sicherheit. Kamala lähmt sowohl die Larven von Nematoden als auch Cestoden und hat gleichzeitig eine abführende Wirkung. Das treibt die Parasiten aus. Leichte Durchfälle sind dabei nicht auszuschließen, weswegen Kamala nicht für darmempfindliche Hunde zu empfehlen ist.

Ein tolles Zeug ist Kieselgur, ein siliziumhaltiges Pulver aus fossilen Kieselalgen (Diatomeenerde) mit vielfältigen Einsatzempfehlungen. Ich nutze das Pulver selbst unter anderem, um meine Hühner vor Milben zu schützen, auch gegen Flöhe wirkt es. Weiterhin ist es gegen Endoparasiten wirksam. Als Wurmkur für Hunde gibt es diese Dosierungsempfehlung:

- ab 5 kg Körpergewicht: 1 gestrichener Teelöffel (ca. 4 g)
- 10-35 kg Körpergewicht: 1 bis 2 Teelöffel (ca. 4 - 8 g)
- 36-50 kg Körpergewicht: ½ bis 1 Esslöffel (ca. 10 -15 g)
- über 50 kg Körpergewicht: 1 bis 2 Esslöffel (ca. 15 - 30 g)

Man soll es sieben Tage lang füttern; um weitere Generationen der Endoparasiten auszubremsen, empfiehlt sich aber eine Kur über einen Monat. Täglich als Nahrungsergänzung gegeben, soll Kieselgur die Darmflora kräftigen - beim Menschen wie beim Tier.

Im Anhang 5 auf Seite 221 gibt Ernährungsberaterin Ute Wadehn zwei weitere Rezepte zur Parasitenprophylaxe.

Homöopathie

Man findet in der Literatur verschiedene Hinweise zum Einsatz homöopathischer Medikamente gegen Wurminfektionen. Der Vollständigkeit halber nenne ich hier die bekanntesten Mittel. Diese Homöopathika sollen antiparasitäre Wirkungen beim Hund haben:

- Gegen Spulwürmer: Abrotanum D3 - 3 x täglich 1 Tablette oder 5-10 Globuli oder 5-10 Tropfen, 10 Tage lang
- Gegen Hakenwürmer: Carduus marianus D4 - 3 x täglich 1 Tablette oder 5-10 Globuli oder 5-10 Tropfen, 10 Tage lang
- Gegen Bandwürmer: Cina D 4 - 3 x täglich 1 Tablette oder 5-10 Globuli oder 5-10 Tropfen, 7 Tage lang
- Zum Abschluss: Einmalig Calcium carbonicum C 200, 1 Tablette oder 5-10 Globuli oder 5-10 Topfen

Ich persönlich bevorzuge zur Parasitenbehandlung die Phytotherapie. Die Homöopathie kann allerdings wunderbar die Immunabwehr unterstützen, zum Beispiel durch eine Konstitutionsbehandlung. Um das richtige Homöopathikum zu finden, braucht es aber einen erfahrenen Therapeuten.

Fertigprodukte für Prophylaxe und Austreibung

Der Trend zur chemiefreien Entwurmung bzw. Wurmprophylaxe ist groß, folglich gibt es viele Firmen, die finanziell an dem breiten Interesse partizipieren wollen, also Mixturen zum bequemen Gebrauch anbieten. Die nachfolgende Liste ist bei weitem nicht vollständig, sie enthält häufig von Tierhaltern empfohlenen Produkte. Meine Aufzählung ist wertfrei und daher alphabetisch sortiert.

Anibio Wurmalin - Tropfen. Herstellerzitat: " Wurmalin pflegt und beruhigt das gesamte Darmmilieu, insbesondere bei und nach Befall mit Darmparasiten. Dabei sind seine Inhaltsstoffe rein natürlich und äußerst schonend für das Tier." Wirkstoffe: Thymus vulgaris, Passiflora incarnata, Alsidium helmithochorton, Anthemis nobilis, Dextrose, Magnesium chloratum. Empfohlene Verabreichung: 3 bis 4mal jährlich, für wie lange ist nicht angegeben.

Aniforte WurmFormel - Kapseln oder Pulver. Hersteller-Zitat: "... dient dem speziellen Ernährungsbedarf, der im Zusammenhang mit einem Wurmbefall entsteht. Eine Mangelernährung in Bezug auf natürliche Vitalstoffe wie Saponine, Bitterstoffe und Gerbstoffe, wie sie in Kräutern z.B. vorkommen kann bei Hunden zu einer besonderen Anfälligkeit eines überhöhten Wurmbesatzes führen. Die Inhaltsstoffe sind rein natürlich und außerordentlich schonend für die Tiere und beschädigen zudem nicht die Mikroflora des Darms." Bei Amazon steht bei der Produktbeschreibung "bei und nach chemischer Wurmkur". Das Produkt soll zweimal im Abstand von 10 Tagen gegeben werden, danach alle 3 bis 4 Monate. Wirkstoffe: Möhre, Salbei, Echte Walnuss, Petersilie, Thymian, Beifuß, Wermut.
Aniforte WurmFormel für Welpen ab 6. Woche: Ähnliche Zusammensetzung. Empfohlene Verabreichung: zweimal im Abstand von 10 Tagen, danach alle 3 bis 4 Monate.

BELLFOR Nahrungsergänzung für Hunde/ Wurm - Pulver oder Kekse. Hersteller-Zitat: "Die spezielle Kombination ausgesuchter Kräuter verbessert die Ernährung des Hundes und ist damit geeignet, ein wurmfeindliches Milieu im Darm des

Hundes (oder der Katze) zu schaffen. So wird durch die verbesserte Ernährung des Hundes das Risiko vermindert, dass sich Würmer oder andere Darmparasiten im Darm ansiedeln." Wirkstoffe: Kürbiskerne, Kokosflocken, Karotten, Petersilie, Oregano, Wurmkraut, Ingwer, Wermut. Empfohlene Verabreichung: Als Prophylaxe alle 3 bis 4 Monate für 10 Tage geben. Bei Befall 10 Tage geben, nach 10 Tagen Pause wiederholen.

Boswelia Wurm-Tropfen. Wirkstoffe: Grüne Walnuss, Wermut, Kampfer, Rhabarberwurzel, Zittwerwurzel, Angelikawurzel, Manna, Theriak venezia, Eberwurz, Aloe, Myrrhe, Safran, Sennesblätter. Empfohlene Verabreichung: 2 Monate anwenden und 1 Monat pausieren. 1-2 Tropfen täglich pro 10 kg Tiergewicht ins Maul tropfen oder gegebenenfalls dem Futter beimischen.

Kamalapulver (Dr. Jutta Ziegler). Herstellerzitat: "Das Fruchthaarpulver beruhigt die Würmer und sie werden ausgeschieden. Es hat eine abführende Wirkung!" . Empfohlene Verabreichung: 3 Tage geben, 4 Tage Pause, 3 Tage geben. Nur kurweise verabreichen! Nicht zur dauerhaften Gabe geeignet.

Pets Purest - Tropfen, übers Futter zu geben. Hersteller-Zitat: "Unsere leistungsstarke natürliche Formel ist wirksam gegen alle Problemparasiten einschließlich Spulwurm, Hakenwurm, Whipworm & Bandwurm. Im Gegensatz zu chemischen Einzeltabletten können unsere natürlichen Wurmmittel regelmäßig zur Vorbeugung von Befall eingesetzt werden und können auch verwendet werden, um den Befall systematisch zu stoppen, wenn sie auftreten, um sicherzustellen, dass Ihr Haustier immer eine gute Darmgesundheit hat." Wirkstoffe: Wurmkraut, Knoblauch, Schwarze Walnuss, Gewürznelke, Zimt, Thymian, Quassia, Aloe Vera. Empfohlene Verabreichung: Ins Futter oder pur ins Maul träufeln. Als Prophylaxe monatlich an zwei bis drei aufeinanderfolgenden Tagen, bei manifestierter Infektion für sieben Tage mit Wiederholung alle zwei Wochen bis zur Wurmfreiheit.

Verm X für Hunde - flüssig, als Kekse, Kräcker, Leckerlis. Hersteller-Zitat: Durch das Zusammenspiel der verschiedenen Kräuter von Verm-X, die alle auf ihre spezielle Weise einen Einfluss auf das Verdauungssystem haben, kann sich dessen Milieu in der Form verändern, dass sich innere Parasiten nicht mehr ansiedeln wollen und können. Sie werden auf natürlichem Weg ausgeschieden. Gleichzeitig können die Kräuter eine reinigende, positive Gesamtwirkung auf das Verdauungssystem haben, da es doch auch jene natürlichen Mittel sind, die den Tieren jahrtausendelang bereits zur Verfügung standen, auf die sie heute aber so gut wie keinen Zugriff mehr haben. Wirkstoffe: Knoblauch, Zimt, Pfefferminze, echter Thymian, Kletten-Labkraut, Cayenne, glatte Ulme. Empfohlene Verabreichung: einmal monatlich an 3 aufeinanderfolgenden Tagen.

Wormfree Tabletten (naturheilkunde-bei-tieren.de). Hersteller-Zitat: " Die chinesische Kräuterheilkunde hat die Entwurmungsformel Wormfree entwickelt. Diese Formel tötet Hakenwürmer, Bandwürmer, Spulwürmer und Peitschenwürmer. Wormfree ist ein sogenanntes Breitspektrum-Entwurmungsmittel. Dies bedeutet, dass auch die Eier und Larven in allen Entwicklungsstadien getötet werden." Wirkstoffe: Möhre, Rangunschlinger, Wurmfarn, Betelnuss,

Nabelinge, chin. Goldfaden, Stechwinde, Japanische Aprikose, Milchweiße Pfingstrose, Amur-Korkbaum, Haselwurzen. Empfohlene Verabreichung: Präventiv 4 Mal pro Jahr bei Katze und Hund. Bei Befall einmalig, nach 2-3 Wochen die Entwurmung wiederholen und danach den Kot von Ihrem Tierarzt untersuchen lassen.

Wurmkur Kräutermix Hund (Dr. Jutta Ziegler) - Pulver. Herstellerzitat: "Natürliche Kräuterwurmkur für Hunde". Wirkstoffe: Erdrauch, Wermut, Walnuss, Nelken, Petersilie, Thymian. Empfohlene Verabreichung: 2 x jährlich eine Kur / 14 Tage lang jeden 2 Tag eine Gabe.

Wurm-o-vet forte (CD-Vet) - Pulver. Hersteller-Zitat: "Der Mangel an Kräuterinhaltsstoffen kann bei unseren Haustieren zu einer Anfälligkeit für überhöhten Wurmbesatz führen. Im Gegensatz zu ihren in der Wildnis lebenden Artgenossen haben sie oftmals nicht die Möglichkeit, die genannten Stoffe durch Pflanzen und Kräuter aufzunehmen. Doch gerade diese Stoffe tragen nachweislich bei ihren wilden Verwandten dazu bei, einen übermäßigen krankhaften Wurmbesatz durch die gesunde Ernährung zu vermeiden." Wirkstoffe: Kürbiskerne, Karotten, Walnussblätter, Hagebuttenfrüchte, Eschenrinde, Kokosraspeln, Koriander, Bärlauch, Eberrautenkraut, Thymian, Löwenzahnkraut, Löwenzahnwurzel, Melissenblätter, Wermut. Empfohlene Verabreichung: 3 Tage geben, nach 1 Woche Pause wiederholen. Alle 3 Monate empfohlen.

WW7H1 - Pulver. Herstellerzitat: "Durchfall, Entwurmung, Aufzucht, Parasiten, Blähungen, Magengeräusche, Bauchschmerzen, Flatulenz, Stoffwechsel, Ernährungsplan, Therapie usw. können einen speziellen Bedarf der Ernährung (Spezialfutter, Aufbaufutter) erfordern. Naturprodukt & kein "pharmazeutisches Arznei-/bzw. Heilmittel", gemäß Gesetz! Wir distanzieren uns ausdrücklich von Heilversprechen." Wirkstoffe: Wurmfarn, Knoblauch, Gänsefuß, Sanddorn, Matricaria, Zimt, Kürbis, Rhabarber, Rainfarn, Korallenalge, Santolina, Wurmsamen, Enzian, Kümmel, Kurkuma, Absinth, Eukalyptus, Blaubeere, Dill, Nelke, Zitronengras, Wacholder, Broccoli, Thymian, Aloe, Kamala, Areck. Empfohlene Verabreichung: je nach Belastung 3 bis 4 Tage pro Monat bis hin zu 10 bis 15 Tage pro Monat zum Futter zu geben.

Fazit

Was fällt bei den Rezepten zum Selbermachen wie auch bei den Inhaltsstoffen der Fertig-Produkte auf? Die meisten enthalten Pflanzen, die am Wegesrand, im Garten oder in der Küche zu finden sind. Wurm-Prophylaxe ist also keine Hexerei, sondern einfache Kräuterheilkunde nach alten, bewährten Erfahrungen aus der Naturmedizin. In unserer Umwelt finden sich jede Menge potente Anthelminthika - man muss nur wissen, was zu nehmen ist.

Ich kann leider keine Bewertung abgeben, welches der genannten Produkte und Rezepte das effektivste ist. Meine Erfahrung mit der Naturheilkunde allgemein zeigt, dass nicht jedes Mittel bei jedem Patienten gleichermaßen wirkt. Wenn die Kotuntersuchungen deines Hundes aber regelmäßig negativ ausfallen, dann machst du schon einiges richtig, denn dann ist er offensichtlich in der Lage, sich gegen Parasiten zu wehren. Damit das so bleibt, solltest du ihn auch weiter unterstützen. Entweder ergänzt du das Futter mit einer eigenen Auswahl an wurmwidrigen Kräutern und Gemüsen, oder du gibst Fertigmischungen. Ich selbst wechsele gelegentlich das Rezept oder das Produkt, damit für jeden meiner vier Fellnasen immer mal das Richtige dabei ist.

Fragen zu Wurminfektionen beim Hund

Woran sehe ich, dass mein Hund Würmer hat?

Bei Bandwurmbefall ist es möglich, dass sichtbare Proglottiden aus dem After wandern. In diesem Fall kannst du auf eine Kotprobe verzichten. Meistens fangen sich Hunde die Gurkenkernbandwürmer über Flöhe ein. Daher solltest du nach überstandenem Flohbefall darauf achten, mit deinen Prophylaxe-Maßnahmen konkret auf Bandwürmer einzuprügeln.

Fällt bei einer Blutuntersuchung ein zu hoher Anteil der Eosinophilen Granulozyten auf, kann auch dies auf einen Wurmbefall hindeuten. Die "Eos", wie sie gerne abgekürzt werden, können aber auch aus anderen Gründen erhöht sein, etwa bei einer Allergie.

Dem Hund selbst kannst du einen moderaten Befall mit Helminthen nicht unbedingt ansehen. Du wirst auch mit bloßem Auge keine Eier von Nematoden im Kot sehen - die sind viel zu klein. Nur bei sehr starkem Befall verlassen ganze Würmer den Anus oder werden erbrochen. Wenn es schon so weit ist, sieht der Wirt - also dein Hund - schon länger nicht mehr gesund aus. Aber meistens gibt es so starke Besiedlungen nur bei Jungtieren mit noch zu gering ausgebildetem Immunsystem.

Die beste Maßnahme, um Wurmfreiheit oder Wurmbefall festzustellen, ist die Kotprobe. Du kannst diese zum Tierarzt bringen, die meisten Praxen machen derartige Analysen selbst. Der Vorteil ist, dass der Veterinär dir das Ergebnis nicht nur mitteilt, sondern auch Fragen dazu beantworten kann.

Oder du schickst die Probe selbst in ein Labor. Im Internet findest du neben verschiedenen privaten Laboren die Anschriften der Veterinär-Universitäten, die diese Dienstleistung ebenfalls anbieten und meist günstiger sind (Deutschland: Hannover, Leipzig, München, Berlin, Gießen).

Ein negatives Ergebnis bedeutet nicht zu 100 Prozent, dass dein Hund wirklich parasitenfrei ist. Deswegen und weil eine Neuinfektion jederzeit möglich ist, solltest du Kot im Abstand von drei bis sechs Monaten untersuchen lassen.

Kotprobe - so geht's

Idealerweise besorgst du dir ein spezielles Probenröhrchen, das sich bei Bedarf auch für den Versand eignet. Das gibt es in jeder Apotheke oder beim Tierarzt. Wichtig ist, dass du nicht nur Kot von einem Tag abgibst. Du musst die Probe aus den Häuflein von drei aufeinanderfolgenden Tagen mischen. Die Helminthen setzen nämlich nicht jeden Tag gleich viele Eier ab, und durch eine Sammelprobe ist das Ergebnis aussagekräftiger. Gebraucht werden von jedem Tag nur wenige Gramm, die du zusammen ins Probenröhrchen gibst. Im Zweifel erfragst du die Details vorher in dem Labor, das die Analyse durchführen soll.

Was mache ich, wenn ein Befall festgestellt wurde?

Wenn der Leidensdruck erträglich ist, nutze die natürlichen Alternativen, die du jetzt kennengelernt hast. Mit diesen Mitteln sollte dein Hund es schaffen, die Parasiten alleine vor die Tür zu weisen. Ist das nicht möglich (etwa bei Immunschwäche), ist der Befall sehr stark oder muss es schnell und sicher sein, dann lass deinen Hund einmalig mit einem geeigneten Mittel chemisch entwurmen. Du weißt jetzt, dass es auch in diesem Fall grundsätzlich keinen Grund zur Hysterie gibt. Anschließend gibst du ihm etwas zur Ausleitung und Entgiftung und zur Pflege der Darmflora. Konkrete Anleitungen dazu erhältst du in Teil IV (ab Seite 180) dieses Buches. Die nächste Kotprobe solltest du vier bis sechs Wochen später analysieren lassen und bis dahin das Darmmilieu mit Hilfe von Kräutern aus der Natur für die Helminthen sehr abschreckend einrichten.

Meine Hündin soll Junge bekommen - wie schütze ich sie?

Dazu habe ich eine erfahrene Züchterin befragt, die seit vielen Jahren auf die Alternativen setzt: "Ich entwurme nicht klassisch nach Schema, sondern nur, nur wenn ich einen Wurf plane. Da entwurme ich die Hündin mit Einsetzen der Hitze, kurz vor dem Decktermin. Dann entwurme ich die Hündin und die Welpen am 20sten Tag. Danach arbeite ich mit Kotkontrollen. Wenn kein Befall, keine weitere Entwurmung.

In den ersten Tagen nach der Geburt bekommen die Kleinen bei mir für einen guten Start ins Leben Propolis in homöopathischer Verdünnung ins Maul, zur Vitalitätssteigerung und fürs Immunsystem. Bei etwas älteren Welpen und bei der Hündin nutze ich gerne Propolis-Suspension zum Entwurmen und zum gleichzeitigen Aufbau für den Darm und das Immunsystem. Damit fahre ich ganz gut. Außerdem mache ich viel über die Ernährung. Ich barfe meine Hunde, was den Darm gegen Parasiten stark macht."

Junge Welpen leiden häufig unter Spulwurmbefall. Diesen kann man schonend mit Kokosöl behandeln. Man gibt den Tieren pro Kilogramm Körpergewicht 1 Milliliter des nativen Öls. Fressen die Tiere schon festes Futter, kann man auch mit Kokosflocken arbeiten, pro Kilo Welpengewicht gibt man einen Teelöffel. Eine Kur dauert immer drei Tage.

Das Finale - ein alter Witz

Wie wird man einen Bandwurm los?

Man isst sieben Tage lang dreimal täglich Spinat mit Ei. Am achten Tag lässt man das Ei weg. Wenn dann der Bandwurm herausschaut und fragt, wo das Ei bleibt, greift man ihn einfach, zieht ihn hinaus und dreht ihm den Hals um!

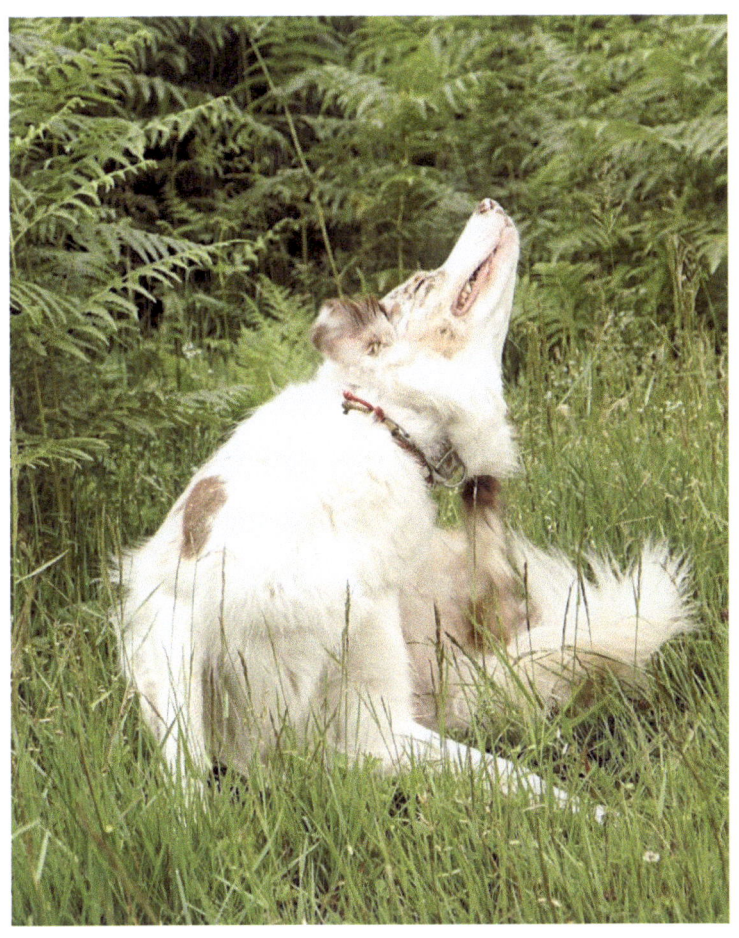

Teil II
Ektoparasiten
Bis aufs Blut

Wir schreiben das Jahr 2018. Ein früher Sommer oder - wie's beliebt - ein sommerliches Frühjahr ließ im ganzen Land Klagen laut werden - Zecken waren heuer, so scheint's, noch zahlreicher, fieser und aktiver als in anderen Jahren. Wobei sich in meiner Wahrnehmung dieses Gerücht in jedem Frühjahr verbreitet. Zeitgleich mehren sich verlässlich die Beschwerden über Floh-Invasionen und ebenso regelmäßig tönen die Warnungen, wie viele Krankheiten von Zecken und Flöhe übertragen werden können.

Und allüberall stellt sich die gleiche Frage: Wie schütze ich meinen Bello vor diesen gemeinen Blutsaugern? Gibt es wirklich nichts anderes als giftige Halsbänder und Spot ons?

Gleich vorweg: Selbstverständlich gibt es Alternativen, und du wirst sie kennenlernen. Vorab aber reden wir mal einerseits über die Plagegeister an sich und andererseits über die von ihnen verursachten Probleme. Wir wollen schließlich erfahren, mit wem wir es zu tun haben, denn dann wissen wir auch, ob und wie wir uns davor schützen können.

Zecken (Ixodidae)

Räumen wir zunächst ein weit verbreitetes Missverständnis aus dem Weg: Bei Zecken handelt es sich nicht um Insekten, sondern sie gehören zur Klasse der Spinnentiere. Sie haben nämlich acht Beine. Das ist aber nicht so einfach zu erkennen, denn das vordere Beinpaar ist leicht mit Fühlern zu verwechseln. Tatsächlich sitzen an den beiden Vorderbeinen die Haller'schen Organe, mit denen Ixodida nach Beute schnuppert. In Lauerstellung, gerne auf bis zu kniehohen Grashalmen oder Büschen, streckt sie die Riechorgane nach vorne, um ja keinen potentiellen Wirt zu verpassen. Kommt einer vorbei, lässt sie sich abstreifen und krabbelt dann auf Mensch oder

Tier herum, bis ein angenehmer Picknickplatz gefunden ist. Und dann heißt es: Mahlzeit! Um in diesem Zusammenhang auch das gleich zu klären: Zecken beißen nicht, sie stechen.

Beim nun folgenden Festessen, das bei der weiblichen Zecke mehrere Wochen dauern kann, gibt der Parasit seinen Speichelcocktail ab, der unter anderem schmerzstillende und gerinnungshemmende Proteine enthält. Während des Mahls wird auch der Paarungsakt vollzogen, wonach das Männchen das Zeitliche segnet. Ist Frau Zecke dann satt - und um einiges größer und dicker -, lässt sie sich fallen und legt Eier. Sehr viele Eier. Es können Tausende sein. Aus denen schlüpfen dann die Larven (noch mit sechs Beinen), die sich später in bereits achtbeinige Nymphen verwandeln, aus denen sich die erwachsene Zecke entwickelt, mit der der Zyklus von vorne beginnt. Auch die winzigen Larven und Nymphen sind Blutsauger.

An und für sich sind Zecken faszinierende Tiere, und vor allem sind sie äußerst widerstandsfähige Zeitgenossen. Sie überstehen lange Phasen ohne Nahrung und vertragen Kälte gut. Schon bei sechs Grad Außentemperatur werden sie aktiv. Allerdings brauchen sie Luftfeuchtigkeit, weswegen sie nicht im trockenen Hochsommer ihre Hauptsaison haben, sondern in den milderen, feuchteren Frühlings- und Herbstmonaten. Und natürlich sitzen sie lieber im schattigen Wald als auf einer heißen, sonnigen Wiese.

Jeder Hundehalter macht früher oder später Bekanntschaft mit den Blutsaugern. Und diese sind nicht nur lästig, sondern sie können verschiedene Krankheiten übertragen. Experten der Universität Hohenheim haben sie deshalb zum gefährlichsten Tier Deutschlands gekürt. Es lebe das Superlativ.

Am häufigsten kommt in Deutschland der Gemeine Holzbock (Ixodes ricinus) vor. Er ist es auch, der den meisten Grund zur Sorge liefert, weil er gleich mehrere Erkrankungen übertragen kann. Neben der Borreliose ist er Vektor (Träger) für Anaplasmose und FSME. Mit so einem Talent macht man sich nicht wirklich beliebt...

Die Auwaldzecke (Dermacentor reticulatus) war früher in Deutschland unbekannt, mit dem Klimawandel breitet sie sich von Süden in Richtung Mitteldeutschland aus. Und mit ihr die Babesiose.

Dazu kommen noch diverse Importrisiken durch die Braune Hundezecke (Rhipicephalus sanguineus). Wer mit seinem Hund nach Südeuropa reist, möchte ihn vor Zecken schützen, denn hier gibt es noch so unangenehme und gefährliche Erkrankungen wie die Ehrlichiose und die Hepatozoonose.

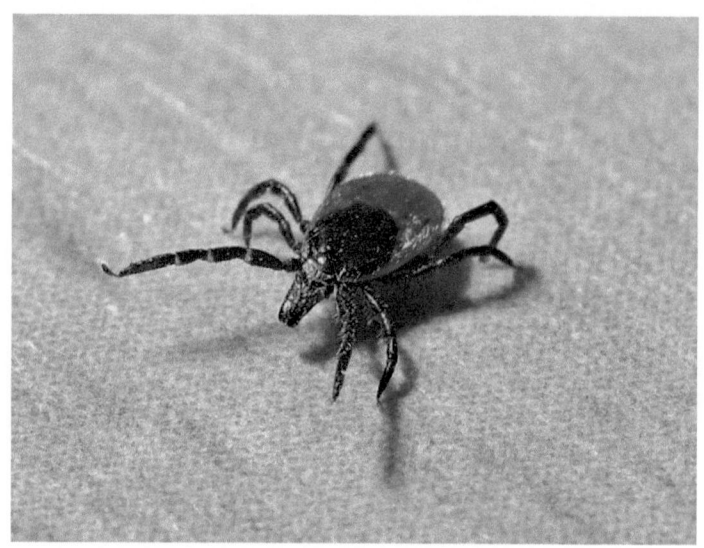

Der Gemeine Holzbock (Foto: pixabay / JerzyGorecki)

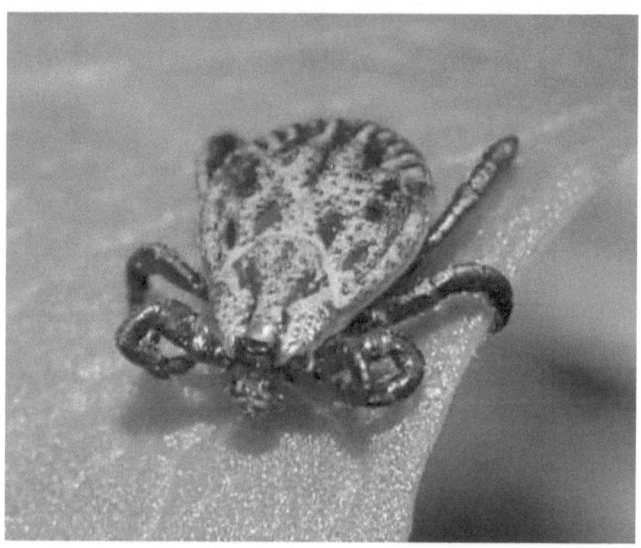

Auwaldzecke (Foto: Rainer Altenkamp, Berlin / Wikipedia.org)

Durch Zecken übertragene Erkrankungen

Borreliose

Es gibt nur wenige Krankheiten, in deren Zusammenhang so viel Mysterium und Hysterie aufkommen, wie bei der Borreliose. Auch hier könnte man wieder vermuten, dass der arme Hundehalter vorsätzlich und nachhaltig verunsichert wird, damit der Umsatz für die Produkte zur Prävention - ob Zeckenschutz oder Borreliose-Impfung - weiter gesichert ist.

Borrelien sind spiralförmige Bakterien und können sowohl beim Menschen als auch beim Hund die Borreliose auslösen. Vektor ist der Gemeine Holzbock. In dessen Darm verharren die Bakterien in einer Art Starre, bis die Zecke mit einer Blutmahlzeit beginnt. Erst 16 bis 48 Stunden später wandern die Borrelien in die Speicheldrüsen der Zecke, von wo sie in den neuen Wirt übertragen werden.

Beim Tier ist die Borreliose mit verschiedenen Erkrankungsformen bekannt: Bei der Polyarthritis leidet der Hund unter wechselnden (intermittierenden) Lahmheiten, kann auch Fieber bekommen. Typisch ist der schubweise Verlauf. Symptomfreie Zeiten, die Wochen oder Monate dauern können, wechseln sich mit Krankheitsphasen ab. In denen quälten den Hund Gelenkschmerzen und vielleicht Fieber, wodurch verständlicherweise sein Appetit und sein Allgemeinbefinden stark vermindert sind.

Deutlich seltener entwickelt sich aufgrund der Borreliose eine Glomerulonephritis. Das ist eine Nierenerkrankung, die vor allem Labradore, Golden Retriever und Berner Sennenhunde befällt. Hier kommt es zu belastenden Immunkomplexablagerungen im Nierengewebe, die unbehandelt zu

Nierenversagen führen können. Ebenfalls selten sind neurologische Symptome und Herzmuskelerkrankungen.

Interessant sind im Zusammenhang mit der Borreliose die Zahlen. Belastete Zecken sind in ganz Deutschland zu finden. Laut einer Aussage des Robert-Koch-Instituts aus 2013 lagen die Träger-Raten in wenig belasteten Gegenden bei fünf Prozent, in Hochrisikogebieten bei bis zu 35 Prozent. Entsprechend weisen viele Hunde einen Antikörpertiter auf, den Nachweis dafür, dass ein Kontakt mit dem Erreger stattgefunden hat. Das nennt man eine Infektion - und viele Menschen setzen fälschlicherweise Infektion mit Erkrankung gleich. Tja, so entstehen Missverständnisse. Im Jahr 2016 veröffentlichte der VdH (Verband für das Deutsche Hundewesen) das Ergebnis einer Umfrage unter 6000 Hundehaltern. Danach war jeder 20. Hund schon einmal an Borreliose *erkrankt*. Das aber ist schlichtweg unglaublich und kann nur aus der Begriffsverwechslung resultieren.

Zur Verdeutlichung: Ein positiver Antikörpertiter bedeutet Infektion. Krankheit entsteht erst durch klinische Symptome wie etwa Lahmheit, Fieber usw.

Laut seriöser Quellen entwickeln maximal fünf Prozent der infizierten Hunde Krankheitssymptome. Noch sparsamer lautet die Vermutung des Virologen Prof. em. Roland Friedrich von der Uni Gießen: "Beim Menschen wird davon ausgegangen, dass lediglich ca. 0,1 bis maximal 1,5% der Zeckenbisse zu einer Erkrankung führen. Da in zeckenverseuchten Gebieten bis zu 90 % der darauf untersuchten Hunde Borrelien-Antikörper tragen (wovon die wenigsten erkranken), ist davon auszugehen, dass die Zahl der Borreliose-resistenten Hunde sogar noch weit größer ist als die der resistenten Menschen." (Quelle: Zeitschrift Der Retriever / Ausgabe Juni 2009)

Anders ausgedrückt: Der Hund wird zwar häufig durch Borrelien belästigt, sein Immunsystem ist aber offensichtlich gut darauf eingestellt und hält sie in Schacht. Auch für Wildtiere wird eine angeborene Resistenz angenommen.

Trotzdem werden immer wieder gerne die höheren Zahlen bemüht, um das Risikobewusstsein der Hundehalter zu schärfen. Wenn man mal überprüft, von wem die Borreliose-Gefahr hochgespielt wird, findet man als Urheber häufig einen der Impfstoff-Produzenten. Klar, wenn jeder der acht Millionen Hunde in Deutschland eine Impfung gegen Borreliose bekäme, und das jedes Jahr, wäre das ein feiner Umsatz. Erwartungsgemäß unterstützen **die Hersteller von Zeckenschutz-Präparaten die Angst-Kampagnen.**

Dass so unterschiedliche Fallzahlen existieren können, hat einen Grund: Man kann die Erkrankung nicht zweifelsfrei diagnostizieren. Der Befund Borreliose resultiert immer aus der Symptomatik zusammen mit dem Antikörpernachweis vom Labor. Wenn dann noch die Therapie anschlägt, ist sich der Mediziner seiner Diagnose sicher.

Meist aber hat man es mit Krankheitszeichen zu tun, die unterschiedlichste Ursachen haben können. Gerade für Lahmheiten gibt es unzählige Gründe. Viele haben mit bakteriellen Entzündungen zu tun, die auf jene Antibiotika ansprechen, die bei Borreliose-Verdacht verabreicht werden. Schon beim Menschen ist es schwierig, Borreliose festzustellen, aber bei denen gibt es wenigstens als typisches Zeichen die sogenannte Wanderröte. Diese Hauterscheinung ist beim Hund nur in seltenen Ausnahmen zu beobachten und kann daher kaum als Hilfe bei der Diagnostik herangezogen werden. Die Inkubationszeit von mehreren Wochen verschleiert das Bild noch mehr. Der Befund Borreliose bleibt daher immer eine

Verdachts-Diagnose. Viele Tierärzte und Wissenschaftler halten die Borreliose für extrem überdiagnostiziert, sprich: Sie gehen von einem großen Teil falsch positiver Untersuchungs-Resultate aus. In den USA kursieren Schätzungen, dass weniger als fünf Prozent der Borreliose-Diagnosen tatsächlich stimmen.

Die Impfung gegen die Borreliose wird von der Ständigen Impfkommission Veterinärmedizin (StIKo Vet) als Non-Core (nur unter besonderen Umständen notwendig) eingestuft. Die Medizinische Kleintierklinik der Ludwig-Maximilians-Universität München sagt dazu sogar ganz klar: Nicht empfohlen. Dagegen verweist der VdH von seiner Webseite auf Webinare mit eindeutiger Impfempfehlung. Organisiert werden diese Online-Seminare von Impfstoffherstellern. Noch Fragen? Zur Borreliose-Impfung findest du weitere Informationen in Teil III ab Seite 146.

Die Panikmache um die Borreliose ist also ziemlich übertrieben. Sich und den Hund vor Zecken zu schützen, ist natürlich trotzdem keine blöde Idee. Auch wegen der anderen übertragbaren Krankheiten.

Anaplasmose

Auch der Erreger für diese Krankheit wird durch Zecken übertragen. Es handelt sich um Bakterien der Gattung Anaplasmen. Sie befallen Menschen wie Säugetiere, brauchen aber immer die Zecke als Vektor. Wichtigster Überträger ist der Gemeine Holzbock. Etwa ein Prozent der Holzböcke beherbergt Anaplasmen in sich. Die Seroprävalenz der Hunde ist dagegen erstaunlich hoch: Zwischen 19 und 50 Prozent zeigen Antikörper. Die Weitergabe der Anaplasmen von der Zecke auf den Wirt erfolgt wie bei den Borrelien während des

Saugakts nach 24 bis 48 Stunden. Eine Erkrankung manifestiert sich extrem selten, die Infektion verläuft fast immer stumm. Es können jedoch bei schwacher Immunabwehr nach einer Inkubationszeit von 2 bis 20 Tagen schwere Krankheitssymptome auftreten: Abgeschlagenheit, Fieber und Fressunlust, Abnahme der Thrombozyten (Blutplättchen) mit Blutungen, Polyarthritis, neurologische Störungen und andere. Die Therapie erfolgt mit geeigneten Antibiotika. Nach überstandener Erkrankung bleibt der Patient lebenslang Träger des Erregers.

Eine Impfung gibt es nicht. Der Schutz des Hundes vor dem Stich der Zecke ist die einzig mögliche Vorsorge.

FSME (Frühsommer-Meningoenzephalitis)

Während man Borreliose und Anaplasmose in ganz Deutschland findet, ist die FSME bisher noch auf Gebiete in Süddeutschland (und in Österreich und der Schweiz) begrenzt. Beim Menschen ist die Viruserkrankung gefürchtet, ihr Ausbruch meldepflichtig. Dass die durch den Gemeinen Holzbock verbreitete FSME auch den Hund betreffen kann, ist weitgehend unbekannt. Die Erkrankung ist gruselig: Nach anfänglichem Fieber folgen neurologische Störungen wie Krampfanfälle, Bewusstseinsstörungen, Schmerzen und Übererregbarkeit.

Die gute Nachricht: Selbst in Hochrisikogebieten tragen nur wenige Holzböcke (1 bis 4 Prozent) das Virus in sich, und die meisten Hunde scheinen immun zu sein. Zur klinischen Erkrankung beim Hund kommt es extrem selten. Bekannt sind nur wenige Fälle, meist bei großen Hunden großer Rassen, und nur dann, wenn die Immunabwehr durch Vorerkrankungen geschwächt war.

Babesiose

Die durch Einzeller verursachte Erkrankung wird auch die Hundemalaria genannt. Die Babesien zerstören die roten Blutkörperchen. Nach dem infektiösen Stich dauert es zwischen 7 und 21 Tage, bevor die ersten Symptome auftreten: Fieber und Apathie stehen im Vordergrund, es entwickelt sich eine Anämie und eine Gelbsucht aufgrund der Abbauprodukte der roten Blutkörperchen. In der akuten Phase der Babesiose kommt es vereinzelt zu Todesfällen. Manche Hunde bleiben chronisch krank, bekommen immer wieder Fieberschübe. Die Krankheit kann später auch die Augen und das zentrale Nervensystem schädigen. Bei einer rechtzeitig gestellten Diagnose stehen wirksame Medikamente gegen die Blutparasiten zur Verfügung.

Bis vor rund zehn Jahren galt die Babesiose als Mittelmeerkrankheit, die man sich in Deutschland (abgesehen von Endemiegebieten im mittleren Schwarzwald) nicht einfangen konnte. Inzwischen hat sich der Träger, die Auwaldzecke, in verschiedenen Gebieten in Mitteleuropa angesiedelt und es kommt gelegentlich zu Babesiose-Erkrankungen aus deutschem Lande.

Ehrlichiose

Die Ehrlichien, Bakterien aus der Gruppe der Anaplasmen, nutzen als Vektor die Braune Hundezecke, die bisher in Deutschland in freier Natur nicht überleben kann - zu kalt. In den Mittelmeerländern gibt es den Blutsauger dagegen sehr häufig, weswegen die Ehrlichiose zu den bekannten Reise- oder Mittelmeererkrankungen zählt. Wer mit seinem Hund im südlichen Europa urlaubt oder ein Tier von dort importiert bzw. adoptiert, sollte die Krankheit im Hinterkopf haben.

Ebenso wie bei der Leishmaniose (die aber nicht durch Zecken, sondern durch Sandmücken übertragen wird) gibt es bei der Ehrlichiose beschwerdefreie Phasen und plötzliche Krankheitsausbrüche. Die Information zur Herkunft oder zum Ferienort kann den Tierarzt bei der Diagnostik der sich durch vielfältige Symptome äußernden Krankheit auf die richtige Spur bringen.

Hepatozoonose

Auch an der Übertragung der Einzeller der Gattung Hepatozoon ist die Braune Hundezecke schuld. Diese muss aber den Hund nicht stechen, sie setzt den Erreger im Darm frei, wenn der Hund die Zecke bei der Fellpflege verschluckt. Die Hepatozoonose tritt vor allem in Portugal, Südspanien und auf den Kanaren auf, kann also in Deutschland nur ein unerwünschtes Mitbringsel sein. In Endemie-Gebieten gibt es bis zu zehn Prozent seropositive Hunde, zur klinischen Erkrankung kommt es deutlich seltener.

Zeckenparalyse

Der Hund wirkt zunächst nur bewegungsfaul und schläfrig, dann aber beginnt eine Lähmung der Hinterbeine, die sich weiter ausbreitet. So dramatisch die Symptome aussehen können, so einfach ist die Therapie: Nach Entfernung des Blutsaugers erholt sich der Hund binnen weniger Tage. Die nur vereinzelt auftretende Erkrankung ist vermutlich die Folge einer Allergie auf Toxine im Zeckenspeichel.

Resümee Zecken

Ich bin ja im Entwarnen immer ganz groß - aber was Zecken angeht, möchte ich keine Gefahr verniedlichen. All die beschriebenen Krankheiten möchte man sich definitiv nicht ins Haus holen. Deswegen ist hier Prävention besonders wichtig. Da die meisten Schutzmaßnahmen denen vor Flöhen gleichen, behandele ich das Thema Prophylaxe nach einem kurzen Ausflug in die Welt der Flöhe.

Hundeflöhe

Auch ums Thema Flöhe kursiert viel gefährliches Halbwissen. Glücklicherweise übertragen die blutsaugenden Insekten aber nicht so hässliche Krankheiten wie die Zecke. Dem Floh kann man nur für zwei Erscheinungen die Schuld zuweisen: Er überträgt Bandwürmer, und viele Hunde reagieren allergisch auf seinen Stich.

Mit dem Thema Bandwürmer sind wir schon durch, und wer mehr über Allergien wissen will, dem empfehle ich mein Buch "Tierischer Juckreiz - Allergien beim Hund verstehen und behandeln". Hier und jetzt geht es darum, wie ich Hund und Haushalt flohfrei halten kann.

Nehmen wir mal an, du findest auf deinem Hund einen Floh. Moment - woran erkennst du eigentlich, dass es einer ist? Damit geht es häufig schon los: Der eine verwechselt eine Ameise mit dem Blutsauger, der andere hält den Floh für eine Laus. Und viele denken, wenn sie den Hund von Flöhen befreit haben, sind sie das Problem los.

Auch das ist in den meisten Fällen falsch. Denn auf dem Hund halten sich nur ausgewachsene Flöhe auf. Die Nachzucht amüsiert sich in der Umgebung. Überall dort, wo sich ein Floh-Mutterschiff bewegt hat, können Eier heruntergefallen sein, oder man bringt durch eine Verkettung unglücklicher Umstände sogar selbst an den Schuhen Floheier mit nach Hause. Aus denen schlüpfen bald die kleinen Larven, die sich von organischen Partikeln in der Umgebung ernähren können - ihre Leibspeise aber ist der Kot ihrer ausgewachsenen Verwandten. Im (für die Larve) günstigsten Fall saugen viele Große regelmäßig Blut vom Hund und scheiden reichlich Kot aus, der aus dem Hundefell fällt und dort landet, wo die Larven sich entwickeln. In den Kotkrümeln befindet sich unverdautes

Blut, das die Flohbrut versorgt. Wie geht es weiter? Die Larven häuten sich zweimal, verpuppen sich dann, und je nach Umgebungskomfort und Versorgungslage schlüpfen nach fünf Tagen bis einem halben Jahr die fertigen Flöhe. Die stürzen sich auf den nächsten Wirt (ein Hund wäre jetzt perfekt, aber Katze oder Mensch tut es zur Not auch), wo sie stärkende Mahlzeiten zu sich nehmen und baldmöglichst Vermählung feiern. Nach der Hochzeitsnacht, dem Paarungsakt, fallen wieder Eier auf Teppiche, Polster, Hundekörbe, und schon fängt die Geschichte von vorne an.

Wie erkenne ich Flohbefall beim Hund?

Sehr häufig kommen Hundebesitzer in meine Praxis und berichten von starkem Juckreiz: "Aber Flöhe hat er nicht!". Als erstes fahre ich dann mit einem speziellen Flohkamm durch das Fell im hinteren Rückenbereich. Möglicherweise bleibt hier ein Floh hängen, vielleicht fallen auch nur kleine Dreckklumpen auf. Diese lege ich auf ein feuchtes Papiertuch. Wenn sich jetzt um das Krümelchen ein rotbrauner Ring ausbreitet, handelt es sich um Hämoglobin, Blutfarbstoff aus dem Flohkot. Der Hund ist also nicht dreckig (oder nicht nur), sondern hat sich tatsächlich Flöhe eingefangen.

Den Hund von den sprungstarken Plagegeistern zu befreien, ist also nur ein kleiner Teil der Aufgabe. Vor allem ist in seinem Wohnumfeld alles zu tun, damit Eier und Larven von ihrer weiteren Entwicklung abgehalten werden. Noch besser ist natürlich der Plan, sich gar nicht erst diese Parasiten aufzuhalsen. Vergiss bitte wieder den Teil mit den Schuhen, diese Art der Übertragung kommt sehr selten vor. Eher springen die Tiere von Mutterschiff zu Mutterschiff und breiten sich so aus. Es gilt also, den Hund für die Flöhe unattraktiv zu machen. Und für Zecken.

Prophylaxe aus der Natur

Es ist kein Problem, auf dem freien Markt (also außerhalb von Apotheken und Tierarztpraxen) Mittel gegen Ektoparasiten zu bekommen. Schwierig ist allerdings die unübersichtliche Zahl von Produktangeboten. Woran soll man sich orientieren? Was hilft wirklich, und wo ist das Preis-Leistungsverhältnis akzeptabel? Welches fällt raus aus der Auswahl wegen Unverträglichkeit oder Nebenwirkungen? Denn auch natürliche Mittel können unerwünschte Reaktionen hervorrufen. Deswegen werde ich dir eine kleine Übersicht über erhältliche Produkte geben, aber auch einige Rezepte aus der heimischen Kräuterküche vorstellen.

Sowohl Zecken als auch Flöhe orientieren sich am Geruch eines Wirtstieres, an der Temperatur und an der Bewegung bzw. den dadurch verursachten Vibrationen. Körperwärme und Bewegung können wir selbstredend nicht beeinflussen. Aber der anziehende Körperduft lässt sich manipulieren.

Bevor ich zu den ätherischen Ölen komme, die dem Parasiten ein "Rüssel weg, nicht genießbar" vorgaukeln sollen, lasse ich mich (immer wieder gerne!) über das Thema Fütterung und Immunsystem aus. Mit Sicherheit hat die Ernährung einen Einfluss auf den Körpergeruch des Hundes. Der müffelt ja bekanntlich übers Fell, aus dem Maul, und gerne hat er auch stinkende Füße. Als vor Jahren meine kleine Dackel-Mixdame Naddel zu mir kam, hatte sie extreme Stinkpfoten. Als Spitznamen verpassten wir ihr denn auch liebevoll "Mauken-Joe", "Stinkepüpp" oder "Müffelstück". Sie kam aus einem privaten Tierheim auf Mallorca, wo das Geld immer knapp war und somit für die Ernährung der vielen Fundtiere das billigste Trockenfutter ausreichen musste. In Naddels neuem Zuhause war die Versorgung selbstverständlich qualitativ deutlich hochwertiger. Folge: Irgendwann fiel mir auf, dass man nicht mehr am Geruch des Zimmers feststellen konnte, ob Naddel sich dort aufhielt. Durch die bessere Fütterung riechen ihre Füße seit langem nur noch dezent, und auch ihr Fell glänzt und ist geruchsarm.

Inwieweit Naddels Duftnote anziehend für Parasiten war, kann ich nicht sicher sagen. Sie brachte aus dem Heim Flöhe mit (das war normal damals), hatte danach aber nie wieder welche. Zecken heften sich nur extrem selten an die Kleine. Ob es unter schlechterer Ernährung anders wäre? In jeden Fall lohnt der Versuch, einen vierbeinigen Zeckenmagneten mal anders zu verköstigen.

Auch das Immunsystem hat vermutlich Einfluss auf die individuelle Attraktivität für Parasiten. Messbar ist das leider nicht - Fakt ist aber, dass manche Hunde lebenslang frei von unerwünschten Untermietern bleiben, andere dagegen jeden Lästling magisch anziehen. Auch ohne Beweisbarkeit rate ich, das Immunsystem des Hundes zu pflegen. Selbst wenn er trotzdem weiterhin von Flöhen und Zecken als Opfer bevorzugt wird, kann seine Abwehr sich gegen möglicherweise übertragene Krankheitserreger besser widersetzen.

Grundsätzlich wirken alle Antiparasitika aus der Natur repellent. Das heißt, sie halten den Lästling davon ab, überhaupt am Hund anzudocken. Genau das muss das Ziel sein, denn niemand will, dass eine Zecke den Hund erst stechen muss, bevor sie tot oder lebendig abfällt. Auch wenn dein Hund mit einem Artgenossen kuschelt, der Flöhe zu verteilen hat, ist eine abschreckende Wirkung mehr als wünschenswert. Wenn dann noch Grasmilben (siehe Seite 200) vergrämt werden, kann man sich über die Wirkung dreifach freuen.

Was die Effektivität der als natürlich und sanft wirkenden Mittel grundsätzlich angeht, ist eine Einschätzung nur schwer möglich. Nur zu wenigen Wirkstoffen gibt es Studien, die diesen Namen auch verdienen. Somit ist man auf die Erfahrungen anderer Tierhalter angewiesen. Und da kommt es dann zu so klaren Aussagen wie: "Letztes Jahr hatte er damit keine einzige Zecke... und in diesem Frühling docken sie dutzendweise an...". Das kann man unterschiedlich interpretieren: Entweder gab es im vergangenen Jahr kaum Parasiten, oder selbige haben ihren Geschmack verändert. Da letzteres kaum anzunehmen ist, zeigt sich hier wieder deutlich, wie wenig Beweiskraft in manchen Halteraussagen stecken kann. Andererseits finde ich Aussagen wie "Biologischer Zeckenschutz ist eine reine Glaubenssache" für sehr vermessen. Und: Wenn sich zu einem Produkt oder Rezept überproportional viele Hundebesitzer positiv äußern, ist das als Empfehlung mehr wert als jeder Werbespruch.

Hinweis zu den folgenden Abschnitten
Aufgrund der großen Vielfalt ist eine vollständige Aufzählung der auf dem Markt erhältlichen Produkte nicht möglich. Ich nenne daher nur einige, die nach meiner Beobachtung häufig von Hundehaltern untereinander oder von Tierheilpraktikern empfohlen werden. Die Auflistung ist wertfrei.

Natürliche Wirkstoffe für die innere Anwendung

Bierhefe

Als Nahrungsergänzung findet Bierhefe bei vielen Menschen und Tieren Anwendung, nicht zuletzt wegen ihrer positiven Wirkung auf Haut und Haare. Die Mischung aus B-Vitaminen und Aminosäuren soll zudem das Geruchsmilieu am Hund so verändern, dass den Zecken die Lust an diesem Tier vergeht. Bei Allergikern sollte man Bierhefe vorsichtig einsetzen.

Bierhefe-Produkte: Formel Z, Aniforte Bierhefe Tabs u.a. Günstiger, weil nicht speziell für Hunde beworben, bekommt man Bierhefe im Drogeriemarkt.

Cistus Incanus

Die graubehaarte Zistrose gilt als vielseitiges Nahrungsergänzungsmittel mit immunstärkenden, entzündungshemmenden und antiviralen Wirkungen durch die enthaltenen Polyphenole. Und sie soll auch Zecken vom Hund fernhalten. Das zumindest stellte die Heilsam-Praxis-Esch fest, die nach einer Zufallsbeobachtung eine kleine Studie mit 48 Hunden durchführte. Dabei wurden die mit Cistus behandelten Tiere sogar von weniger Zecken angegriffen als die Probanden, die einen chemischen Schutz bekommen hatten.

Die Zistrose kann man als Pulver oder Tee verabreichen, die Dosierung ist aber am einfachsten bei Anwendung von Kapseln. Die Wirkung soll bei täglicher Gabe nach fünf bis zehn Tagen erreicht sein. Und jetzt wird's wieder schwammig: Getreu dem Motto "Die Dosis macht das Gift" soll man *große Mengen* Polyphenole nicht über längere Zeiträume füttern. Was aber große Mengen für Hunde sind, habe ich nicht herausgefunden. Im Zweifel macht man nach sechs bis acht Wochen Kur eine mehrwöchige Pause. Dann gehen die Zecken eh in Winter- oder Sommerurlaub.

Knoblauch

Nicht nur wir Menschen dünsten übel aus nach dem Genuss von Knoblauch. Auch den Körpergeruch der Hunde ändert die Gewürzpflanze. Manche Halter stellen fest, dass durch den Einsatz von Knoblauch, ob frisch oder als Granulat ins Futter gegeben, weniger oder keine Zecken mehr den Hund belästigen. Häufig wird gewarnt, Knoblauch sei giftig. Dies trifft aber erst ab einer Menge von fünf Gramm pro Kilogramm Hundegewicht zu.

Beliebt ist die Mischung aus Knoblauch und Bierhefe. Man kann Knoblauch auch äußerlich als ätherisches Öl anwenden - wenn man masochistisch veranlagt ist.

Natürliche Wirkstoffe für die äußere Anwendung

Neemöl und Margosaextrakt stammen von der gleichen Pflanze, nämlich dem Neem- oder Niembaum (*Azadirachta indica*). Das Neemöl wird aus den Samen der Steinfrüchte gewonnen, der Extrakt aus anderen Bestandteilen des Baumes. Es gibt außerdem ein Konzentrat, das aus dem Öl selbst gewonnen wird, der Margosa-CO_2-Gesamtextrakt. Dieser wird zum Beispiel in Anti-Milbensprays verwendet und gilt als ungefährliches, wirksames Repellent gegen Zecken und Flöhe. Die abschreckende Wirkung auf die lästigen Blutsauger entsteht durch den markanten Duft nach Knoblauch, Zwiebeln und Schwefel. Ob den Hunden der Geruch zusagt, ist nicht bekannt. Zudem beobachtet man nicht ganz selten lokale allergische Reaktionen auf Substanzen vom Neembaum.

Produkte mit Margosa-Extrakt: Trixie Ungeziefer-Halsband, FeeProtect Spotty spot-on, Anibio Melaflon spot-on für Hunde, Petvital Verminex, Canina Petvital Bio Insect Shocker, Beaphar spot-on, Amigard spot-on u.a.

Produkte mit Neemöl: Fair Natur CocoNiem Hautöl, Spot'n Go u.a.

Laurinsäure: "Reibe ihn täglich mit Kokosöl ein" ist ein häufiger, gut gemeinter Rat an Besitzer von Zeckenmagneten. Leider endet dieser Versuch häufig mit Enttäuschung. Denn bei der Anwendung von Kokosöl als Repellent ist ein wichtiger Faktor zu beachten: Der Laurinsäuregehalt. Dieser ist nur in nativen, schonend behandelten Kokosölen hoch genug, um Ixodidae eine Rote Karte zu zeigen. Laut einer Studie der Freien Universität Berlin (Schwantes et al) kann man mit einer Laurinsäurelösung zwischen 63 und 88 % der Nymphen und der erwachsenen Zecken abschrecken - für bis zu sechs Stunden. Man muss also bis zu zweimal täglich das Hundefell dünn mit dem Öl benetzen. Problematisch ist, dass das Kokosöl Insekten anzieht, möglicherweise also auch Flöhe. Kokosöl bzw. Laurinsäure ist in vielen natürlichen Anti-Parasitika enthalten.

Anti-Zecken-Spray selber machen

In Apfelessig frische Pflanzenteile von Rosengeranie, Citronella, Lavendel, Nelken, Rosmarin oder Zedern einlegen (mehrere dieser Pflanzen mischen) und die Mischung zwei bis drei Wochen an einen sonnigen Platz stellen. Abseihen, die Menge mit Wasser verdoppeln und in eine Sprühflasche geben. Den Hund damit morgens vor dem ersten Spaziergang vorsichtig besprühen. Dabei Nase und Augen schützen!
Eine einfache Mischung von Apfelessig und Wasser zu gleichen Teilen soll eine ähnliche Wirkung haben.

Geraniol ist ein natürlicher Bestandteil vieler ätherischer Öle, die zur Beduftung von Kosmetik-Produkten Verwendung finden. Es wird aus Geranien, Rosen und anderen Pflanzen gewonnen oder synthetisch hergestellt. Nicht nur der Duft wirkt, auch soll es bei Kontakt mit Zecken und Insekten deren Chitinpanzer austrocknen. Es ist in vielen käuflichen Anti-Parasitenmitteln enthalten.

Produkte mit Geraniol: Anibio Melaflon Spray, Anibio Umgebungsspray, cdVet Abwehrkonzentrat Hund, cdVet Zeckex spot-on, AniForte Floh-Ex Spray u.a.

Ätherische Öle sollen, äußerlich aufs Fell gesprüht, durch ihre Duftstoffe die Parasiten vom Angriff abhalten. Ob das dem

Hund immer so recht ist? Seine Nase ist um Welten sensibler als die menschliche, daher möchte ich zumindest nicht ausschließen, dass ihn die Ganztagsbeduftung mit Ölen aus Knoblauch, Eukalyptus, Citronella, Nelken, Lavendel, Teebaum und anderen stört.

Nicht nur aus diesem Grund sollte man die Öle vorsichtig dosieren. Besonders bei Hunden mit Vorerkrankungen wie Allergien, Epilepsie und Leberproblemen ist das wichtig, und auch wenn Katzen im Haus sind, weil die auf ätherische Öle grundsätzlich sensibel reagieren. Einige wie zum Beispiel Teebaumöl sind für Samtpfoten sogar höchst toxisch.

Produkte auf Basis ätherischer Öle: STOP! Animal Bodyguard Aromatherapie, Lila loves it Anti-Tique Spray u.a.

Schwarzkümmelöl soll man tropfenweise auf den Hund auftragen, ähnlich einem Spot on. Sein Duft soll eine repellierende Wirkung auf Flöhe und Zecken haben. In einigen der bereits genannten Präparate ist Schwarzkümmelöl als Zusatzstoff enthalten. Wer es pur kauft, um selbst ein Repellent zu mischen, sollte wegen des geringeren Gehalts an giftigen Schwebstoffen gefiltertes Öl bevorzugen, am besten in Lebensmittelqualität.

Pyrethrum ist das beste Beispiel dafür, dass natürliche Mittel nicht zwangsläufig ungefährlich sind. Es wird aus den getrockneten Blüten von verschiedenen Chrysanthemen-Arten gewonnen und zählt zu den ältesten bekannten Insektiziden mit neurotoxischer Wirkung. Auch für Fische ist es giftig, für Menschen und Säugetiere dagegen kaum. Sein synthetisch hergestelltes Alter Ego ist das ungleich giftigere Pyrethroid, das in verschiedenen Formen (Cyfluthrin, Deltamethrin,

Flumethrin und Permethrin, s.u.) in der Tiermedizin als Schutz vor Ektoparasiten Einsatz findet. Pyrethroid ist für Katzen hoch-toxisch, beim Pyrethrum soll die Gefahr weniger groß sein (ich würde trotzdem Katzen davon fernhalten).

Produkte: Chrysanth-Ex Insektenschutz (Umgebungsspray), Ardap spot-on bzw. Ardap Zecken-/Flohschutzhalsband u.a.

Fundstück

Aus einer Produktbeschreibung: "Bitte haben Sie etwas Geduld, da sich die einsetzende Wirkung meist erst nach einigen Wochen zeigt." Der für alles offene Hundehalter beginnt also in der Zeckensaison mit der Verabreichung dieses Mittels und stellt tatsächlich wenige Wochen später fest, dass sein Hund sich endlich weniger Zecken einfängt. Kunststück - zu diesem Zeitpunkt dürfte der Sommer ausgebrochen sein, in dem Ixodida ohnehin weniger zu finden ist! Ich glaube, ich stelle auch so ein Zeckenabwehr-Wunderzeug her...

Physikalische und energetische Mittel

EM-Keramik-Plättchen- und Halsbänder: Effektive Mikroorganismen werden in Keramikröhrchen gebrannt und sollen fortan Blutsauger wegstrahlen. Bei manchen Hunden wirkt es laut Besitzern gut, bei anderen passiert nichts.

Bernsteinketten: Frauen tragen sie zu Dekorationszwecken, bei Hunden soll die Kette aus ungeschliffenen Bernsteinen ein elektrisches Feld aufbauen sowie aromatische Terpene freisetzen und damit Flöhe und Zecken abschrecken. Bis Wirkungseintritt können mehrere Wochen vergehen. Böse Zungen behaupten, die Bernsteinkette sei gegen Zecken eine zuverlässige Waffe - man müsse damit nur fest genug auf die Parasiten einschlagen. Man hört aber auch von Hundehaltern, deren Hund tatsächlich frei von Plagegeistern bleibt.

Bioresonanz, Energie und Schall: Wer sucht, der findet Halsbänder, Keramikplättchen, Energiekarten oder Tropfen - alles mit Bioresonanz so informiert, dass es Zecken und Flöhe fernhalten soll. Weiterhin im Angebot: der Anibio Tic Clip. Ich zitiere den Hersteller: "... wird in einem aufwendigen Prozess energetisch aktiviert und mit einer ganz speziellen Schicht versiegelt. Hierdurch entsteht (...) ein besonderes Energiefeld, welches (...) bis zu 24 Monate vor Zecken und Flöhen schützt." Man hängt das Plättchen einfach ans Halsband. Für besseren Schutz wird ein Ergänzungsfutter empfohlen.

Und dann gibt es noch Anhänger, die durch unschädliche Ultraschallwellen die Parasiten fernhalten sollen. Ob es wirkt? Der eine sagt so, der andere so... (z.B. Tickless-Pet).

Shampoos zur Floh- und Zeckenabwehr: Es gibt einige Shampoos, die einen repellierenden Effekt versprechen. Das Problem ist, dass man den Hund recht oft waschen muss, damit der Duft präsent bleibt. Häufiges Baden ist aber für einen gesunden Hund grundsätzlich nicht anzuraten. Es trocknet die Haut aus, verändert den PH-Wert und stört damit die Hautschutzbarriere. Deswegen sind Sprays, die nur oberflächlich auf das Fell aufgetragen werden, sinnvoller.

Produkte zum Waschen: Petvital Verminex Shampoo, Hundepflegeseife Defense von Joveg u.a.

Fazit zu den natürlichen Antiparasitika:

Zu allen genannten Möglichkeiten und Produkten kann ich nur sagen, dass die Erfahrungen der Hundehalter sehr unterschiedlich sind. Ich selbst kann nichts testen. Möglicherweise gibt es in meiner Gegend kaum Zecken, allerdings berichten andere Hundebesitzer von Belästigungen. Vielleicht sind meine Hunde einfach durch Haltung und Ernährung, Immunabwehr und Körpergeruch so eingestellt, dass sie so gut wie nichts anspringt. Keine Frage, dass ich über den Parasitenmangel sehr froh bin. Meine alleinigen Erfahrungen zu Produkten wäre ohnehin wenig aussagekräftig. Am besten suchst du nach Mitteln, die von vielen Anwendern als gut beurteilt wurden.

Natürlich fände ich es schöner, ergänzend zu meinen gesammelten obigen Informationen wissenschaftliche Daten nennen zu können. Solche Wirkungs-Studien sind aber immer zeitaufwendig und damit kostenintensiv. Wer soll das bezahlen? Es locken ja keine Milliardenumsätze wie bei den chemischen Antiparasitika, denn ein natürliches Repellent wie z.B.

ein ätherisches Öl kann man nicht als Marke oder Rezept schützen lassen.

Wer einen Floh- oder Zeckenmagneten hat, sollte einfach probieren, was wirkt. Häufig sind die Hunde mit einer Kombination gut geschützt, zum Beispiel Zistrose innerlich und dazu äußerlich Kokosöl. Oder Bierhefe zur Bernsteinkette. Das scheint von Hund zu Hund unterschiedlich zu sein. Fairerweise muss man sagen, dass auch die chemischen Produkte, die ich nachfolgend beschreibe, Parasiten nicht zu 100 Prozent vom Hund abhalten.

Chemischer Floh- und Zeckenschutz

Bei der Menge an potentiellen Kunden - in Deutschland suchen rund 8 Millionen Hunde Sicherheit vor Blutsaugern - wundert es nicht, dass viele Anbieter von Parasitenschutzmitteln nach einem Stück vom Umsatzkuchen gieren. Entsprechend gibt es eine Vielzahl von Produkten zum Schutz vor Zecken, Flöhen und anderen Ektoparasiten. Ich habe über 20 verschiedene Wirkstoffe gefunden, die alleine oder in Kombination als Spot on, Halsband oder Tabletten an und in den Hund gebracht werden können.

Jedes Medikament erzeugt Nebenwirkungen. Das muss dem Verbraucher, also dir, bewusst sein, bevor er eines konsumiert oder seinem Haustier gibt. Im Anhang 2 ab Seite 204 findest du eine detaillierte Liste von in Deutschland erhältlichen chemischen Antiparasitika mit den Wirkstoffen, der Wirkungsdauer und den möglichen Nebenwirkungen. Letztere sind aus den Beipackzetteln zitiert und lesen sich für fast alle Produkte ähnlich. Nahezu alle Präparate (außer Lufenuron), nehmen Einfluss auf Neurotransmitter und damit auf die Signalweiterleitung im Bereich der Neuronen, es handelt sich also um Nervengifte. Als mögliche Nebenwirkungen werden lokale Hautsymptome und Überempfindlichkeit sowie Juckreiz genannt. Bei Spot ons kann es zu Speichelfluss kommen, wenn der Hund etwas von dem Wirkstoff ableckt (weswegen die korrekte Applikation sehr wichtig ist). Zu einigen Produkten findet man den Hinweis auf mögliche gastrointestinale Symptome wie Erbrechen und Durchfall, oder auf Verhaltensänderungen oder neurologische Nebenwirkungen. Letztere äußern sich durch bestimmte Bewegungsstörungen (Ataxien), Zittern (Tremor), Augenprobleme, Atemstörungen, Speichelfluss und Erbrechen.

Chemische Wirkstoffe aus dem freien Handel

Icaridin

Das ist der Wirkstoff, der in gängigen Insektensprays (Autan, Anti-Brumm) die Menschen vor Mücken schützt - und vor Zecken. Auch für Haustiere wird der Wirkstoff verwendet. Icaridin ist gut verträglich und gilt als ungiftig. Es schützt auch vor Grasmilben. Nachteil: Es hat eine recht kurze Wirkdauer, Zecken hält es nur vier bis acht Stunden fern. (Produkte mit Icaridin: Ballistol stichfrei, Ardap Spazierspray u.a.)

Propoxur

Propoxur ist frei verkäuflich und damit das beste Beispiel dafür, dass Halsbänder und Spot ons aus dem Supermarkt oder dem Heimtierbedarf nicht zwingend ungefährlicher sind als verschreibungspflichtige, die du nur beim Tierarzt oder in der Apotheke bekommst.

Die Warnungen in den Packungsbeilagen sprechen für sich: Zum Baden mit einem Propoxur-haltigen Shampoo werden Schutzhandschuhe empfohlen. Kommt es zu Hautkontakt, möge man das Shampoo sofort abspülen. Nach dem Bad sollten Kinder den Hund nicht anfassen, bis das Fell komplett getrocknet ist. Und: "Der Wirkstoff Propoxur ist hochgiftig für im Wasser lebende Organismen, Vögel und für Bienen." Dieses Insektizid aus der Bayer-Küche ist in der Landwirtschaft als Pflanzenschutzmittel nicht mehr erlaubt. (Produkte mit Propoxur: Bolfo, Kiltix, Trixie). Mehr Infos im Anhang 2 ab Seite 204.

Bei der Nennung der Nebenwirkungen findet sich meist eine Angabe zur Häufigkeit. Diese resultiert aus den vor Zulassung des Medikamentes durchgeführten Studien und dokumentiert, wie hoch der Anteil der Versuchstiere mit Auffälligkeiten war:

- *Sehr häufig:* mehr als 1 Behandelter von 10 (> 10 %)
- *Häufig:* 1 bis 10 Behandelte von 100 (1 – 10 %)
- *Gelegentlich:* 1 bis 10 Behandelte von 1.000 (0,1 – 1 %)
- *Selten:* 1 bis 10 Behandelte von 10.000 (0,01 – 0,1 %)
- *Sehr selten:* weniger als 1 Behandelter von 10.000 (< 0,01 %)
- *Nicht bekannt:* Häufigkeit auf Grundlage der verfügbaren Daten nicht abschätzbar   *(Quelle: wikipedia)*

Wenn man die Beipackzettel durchliest und dazu die scheinbar geringe Häufigkeit, mag man denken: So dramatisch ist das ja gar nicht. Klar, einige von den Mitteln will man auf keinen Fall geben, diverse andere aber muten durchaus akzeptabel an. Recherchiert man dagegen im Internet und sucht nach Erfahrungen mit diesem oder jenem Produkt, findet man reichlich Horrorgeschichten. Nach deren Lektüre weiß man sicher, dass einen die Industrie von vorne bis hinten belügt und betrügt, und sowieso: Sie wollen uns alle vergiften. Uns und unsere Hunde.

Dabei wird gerne vergessen, dass die Zigtausend zufriedenen Anwender eines Präparates sich eher nicht öffentlich äußern. (Es wird ja auch nicht über die vielen Rom-Touristen berichtet, die <u>nicht</u> beklaut wurden). Publik werden nur die Fälle mit unerwünschten oder unangenehmen Nebenwirkungen. Diese Diskrepanz erzeugt beim unkritischen Zeitgenossen eine völlig unrealistische Wahrnehmung. Folge: Die gefühlte Gefahr, die von Floh- und Zeckenschutzmitteln ausgeht, ist um Welten höher als die tatsächliche.

Kann man sich also entspannt zurücklehnen, nachdem man Bello sein Flohhalsband umgelegt hat? Nicht unbedingt. Die Angaben zu UAW (unerwünschte Arzneimittelwirkungen) in den "Waschzetteln" sind durchaus kritisch zu sehen. Denn: Ist das Medikament erst einmal zugelassen, wird am Begleittext so schnell nichts mehr geändert. Schon gar nicht wird ein Hersteller Warnungen aufnehmen, zu denen er nicht gezwungen ist.

Für den Handel freigegeben werden Medikamente erst, nachdem in wissenschaftlichen Untersuchungen ihre Unbedenklichkeit festgestellt wurde. Aber hier werden, wie schon erwähnt, nur begrenzte Fallzahlen analysiert (was wünschenswert ist, da bei den Pflicht-Studien zur Neuzulassung von Arzneimitteln viele tierische Probanden ihr Leben lassen). Auch zeitlich ist die Praxissimulation eingeschränkt - daher ist bei Genehmigung kaum absehbar, wie sicher die Wirkstoffe bei langfristigem bis lebenslangem Einsatz sind.

Das Bundesamt für Verbraucherschutz und Lebensmittelsicherheit (BVL) dazu: "Da in den Studien zur Zulassung eines Tierarzneimittels die Anzahl der Tiere begrenzt ist, werden folglich nur Nebenwirkungen in der Gebrauchsinformation abgebildet, die in diesen Studien aufgetreten sind. Erst nach Markteinführung und einer häufigen Anwendung können seltene und sehr seltene unerwünschte Arzneimittelwirkungen entdeckt werden. Die Zulassungsbehörden prüfen alle UAW-Meldungen eingehend und bewerten anhand eines wissenschaftlichen Algorithmus, ob das verdächtige Arzneimittel Auslöser der beobachteten unerwünschten Symptomatik sein könnte."

Mit einer UAW-Meldung informiert man die zuständigen Behörden, dass durch ein Medikament unerwünschte Arzneimittelwirkungen hervorgerufen wurden. Für die Anzeige genügt üblicherweise schon ein Verdacht, und es sollten auch Nebenwirkungen übermittelt werden, die bereits in der Fachinformation - dem Beipackzettel - aufgeführt sind. Dies kann dazu führen, dass die Angaben zur Häufigkeit der Beobachtung einer beschriebenen Nebenwirkung angepasst werden (z.B. muss dann "selten" anstatt "sehr selten" angegeben werden).

Gerne werden medizinische Produkte dem Verbraucher mit dem Argument "das Neueste, was auf dem Markt zu kriegen ist" angepriesen. Das Neueste ist aber nicht immer das Beste. Und wenn du deinen Hund mit einem neuen, innovativen Medikament behandelst, ist er damit automatisch Proband eines großen Feldversuchs - erst im täglichen Leben kommen genug Fallzahlen für eine realitätsnahe Bewertung zu Wirkungen und Nebenwirkungen zusammen.

Der Fall Bravecto

2014 kamen Kautabletten auf den Markt, die Hunde bis zu 12 Wochen vor Floh- und Zeckenbefall schützen sollen. Der Hersteller haute bei der Öffentlichkeitsarbeit ordentlich auf den Putz. Viele Tierärzte verkauften die Tabletten als ultimatives Parasiten-Schutzmittel - einfach zu verabreichen, lange wirksam, sehr sicher. Doch schon bald kursierten die ersten Schilderungen über neurologische Nebenwirkungen, die in der Packungsbeilage nicht erwähnt waren. Über heftige Krampfanfälle wurde berichtet, und immer wieder über Hunde, die kurz nach der Einnahme von Bravecto gestorben waren.

Es braucht üblicherweise viele Meldungen zu UAW, bis eine Kontrollbehörde einen begründeten Verdacht hegt und darauf reagiert. Im Fall Bravecto kam es europaweit zu sehr vielen Anzeigen, so dass im Februar 2017 das BVL informierte: "In Deutschland und ebenso in anderen EU-Mitgliedsländern sind seit Markteinführung Meldungen zu unerwünschten Arzneimittelwirkungen zu Bravecto® eingegangen, die über teilweise schwere neurologische Symptome wie z.B. Zittern, Ataxie, Krampfanfälle, Epilepsie berichten." Und weiter: "Aufgrund von Meldungen zu möglichen schwerwiegenden Nebenwirkungen wurde (...) eine engmaschigere Überwachung des Produktes sowie weitere Maßnahmen, um einen eventuellen Kausalzusammenhang ableiten zu können, initiiert. Sollte ein solcher Kausalzusammenhang deutlich werden, wird die Aufnahme von Hinweisen zu den identifizierten Nebenwirkungen in die Fachinformation und die Packungsbeilage vorgenommen." Die Tierärzte wurden darauf hingewiesen, "dass bei der Abgabe jedes Tierarzneimittels eine Beratung der Patientenbesitzer über mögliche Nebenwirkungen stattzufinden hat." Sie wurden nicht aufgefordert, die Überwachung durch gezielte Beobachtung zu unterstützen, sie wurden nicht an die Bedeutung der UAW-Anzeigen erinnert.

Dabei ist die Anzeige von Auffälligkeiten, die im Zusammenhang mit der Verabreichung eines Medikaments beobachtet werden, immens wichtig. Diese Meldungen sind die entscheidenden Informationen, die dafür sorgen können, dass gefährliche Arzneimittel mit entsprechenden Warnungen versehen oder - im schlimmsten Fall - vom Markt genommen werden. Sie sind die einzige Möglichkeit der Behörden, an aussagekräftige Daten zu kommen.

Man muss sich nicht darauf verlassen, dass Veterinäre die Meldung erstatten. Wenn du der Meinung bist, dass dein Haustier durch ein Medikament Schaden erlitten hat, dass es unter unerwünschten Arzneimittelwirkungen leidet, kannst du diese Information selbst bei der zuständigen Stelle einreichen. Adressat für Nebenwirkungen von Tierarzneimitteln ist das BVL und bei Impfstoffen das Paul-Ehrlich-Institut (PEI). Auf ihren Webseiten findet man die entsprechenden Formulare zum Download. Das BVL sagt ausdrücklich: "Unerwünschte Arzneimittelwirkungen sollen gemeldet werden, auch wenn ein Zusammenhang mit der Anwendung eines oder mehrerer Präparate nur vermutet wird. Auch bereits bekannte und in der Gebrauchsinformation beschriebene UAWs sollen mitgeteilt werden, da ihre Kenntnis wesentlich zur qualitativen und quantitativen Nutzen-Risiko-Abschätzung beiträgt, z. B. zur Identifizierung von Risikopatienten oder von Trends in der Resistenzentwicklung."

Bei Bravecto nutzten viele Tierärzte und -besitzer die Möglichkeit der Meldung. Bis Mai 2018 wurden der zuständigen Europäischen Arzneimittelagentur EMA über 7500 Nebenwirkungen gemeldet, darunter 1782 Todesfälle. Diese Zahlen waren nicht mehr zu ignorieren, so dass schließlich auf europäischer Ebene die erneute Risikobewertung startete. Im August 2017 verfügte die zuständige Europäische Arzneimittelagentur eine Erweiterung der Angaben zu Nebenwirkungen im Beipackzettel, wo zuvor nur von gastrointestinalen Effekten die Rede war: "In der Fachinformation von Bravecto Kautabletten wird im Abschnitt 'Nebenwirkungen' der Passus 'In sehr seltenen Fällen wurde in spontanen

(Pharmakovigilanz) Berichten von Krämpfen und Lethargie berichtet.' ('sehr selten' = weniger als 1 von 10.000 behandelten Tieren, einschließlich Einzelfallberichte) eingefügt. Zusätzlich wird im Abschnitt 'Besondere Vorsichtsmaßnahmen bei der Zieltierart' der Hinweis 'Bei Hunden mit bekannter Epilepsie mit Vorsicht anwenden.' ergänzt." (Quelle: BVL)

Bravecto-Geschädigte und andere Kritiker halten diese Maßnahme natürlich für völlig unzureichend. Aber auch hier hilft nur, weiterhin bei den zuständigen Stellen über jede Nebenwirkung, jede Auffälligkeit Bericht zu erstatten, damit die nächste Stufe im Maßnahmenportfolio zündet. Wenn es denn in der Realität wirklich so häufig zu UAW kommt, wie es in Internet-Foren und Facebook-Gruppen den Anschein hat.

Ein neuer, ähnlicher Hype könnte gegen das Seresto-Halsband (Wirkstoffe: Flumethrin und Imidacloprid) entstehen. Aus den USA erfährt man besorgniserregende Zahlen. Manchen Therapeuten genügen markante Einzelfälle, um sich mit der Sicherheit eines Arzneimittels intensiver zu beschäftigen.

Ein Patient der ganzheitlich arbeitenden Tierärztin Dr. Laurie Coger (www.healthydogworkshop.com) bekam überraschend Anfälle. Sie behandelte ihn auf Epilepsie, doch die verabreichten Medikamente veränderten den Hund, es ging ihm immer schlechter. Schließlich erinnerte sich die Besitzerin, dass sie ihrem Hund kurz vor Beginn der Krämpfe ein Seresto Halsband angelegt hatte. Sie entfernten es - und der Hund wurde gesund. Innerhalb kurzer Zeit konnte man komplett auf die Epilepsie-Medikation verzichten. Dr. Coger recherchierte daraufhin zu Nebenwirkungen von Seresto und erfuhr, dass beim für die Vereinigten Staaten zuständigen Ministerium für Umweltschutz (EPA) in nur 18 Monaten über

14.000 Meldungen zu "Vorfällen" in Zusammenhang mit dem Antiparasitenhalsband erstattet wurden, darunter 300 Todesfälle und 980 "sehr starke Reaktionen". Sie rät dringend vom Einsatz von Seresto ab.

In einschlägigen Internetforen und Gruppen mit garantierten Vorurteilen gibt man diese Warnung gerne weiter. Die offiziellen Meldungen in Deutschland aber stellen sich weit weniger dramatisch dar. Das zuständige BVL antwortete auf meine Anfrage zu Seresto: "Im Jahr 2016 wurden in Deutschland 30 UAWs an das BVL gemeldet. Davon waren 7 Humanfälle, 13 Hunde- und 10 Katzenfälle. Neun Fälle wurden als schwerwiegend (davon 8 Hunde und 1 Katze) eingestuft und 14 als nicht schwerwiegend. (5 Hunde, 9 Katzen)." Im Jahr 2017 lagen die Zahlen noch etwas niedriger. Natürlich müsste man, hier wie in den USA, die Zahl der angewendeten Halsbänder kennen, um daraus Rückschlüsse auf die Häufigkeit zu ziehen und das tatsächliche Risiko einschätzen zu können. Dieses Wissen aber bleibt alleine dem Hersteller vorbehalten.

Fakt ist, dass immer und überall mit Nebenwirkungen zu rechnen ist, und dass neu auf den Markt kommende Produkte erst am Anfang der tatsächlichen Studie stehen, nämlich dem Praxistest im wahren Leben. Damit Arzneimittel nicht unbemerkt unbegrenzt Schaden anrichten können, sind die UAW-Meldungen so wichtig. Sich in Internet-Gruppen und -Foren auszuheulen, hat leider nicht den gleichen Effekt.

Du willst Chemie?

Falls du entscheidest, deinen Hund mit einem chemischen Mittel vor Parasiten zu schützen: Nimm nicht irgendeines. Lies die Informationen über die Wirkstoffe. Denk vor dem Kauf drüber nach, welches der vielen erhältlichen Produkte in deinem Fall sinnvoll ist. Die meisten Insektizide wirken nämlich erst, wenn der Schädling zugestochen hat. Wir wissen jetzt aber, dass mit Beginn der Blutmahlzeit verschiedene Krankheitserreger in den Körper unseres Hundes eintreten können. Gegen dieses Stadium der Infektion sind Antiparasitika nicht wirksam. Hier ist das Immunsystem gefordert oder - wenn es zur Erkrankung kommt - die Medizin.

Was willst du erreichen? Die sinnvollste Prophylaxe ist, dass dein Hund nicht mehr von Zecken und Flöhen heimgesucht und gestochen wird. Am wichtigsten ist daher die abschreckende Wirkung, die wir mit den natürlichen Anti-Floh- und Zeckenmitteln erreichen können. Wenn du diese aber - aus welchen Gründen auch immer - nicht anwenden willst oder kannst und deinen Hund chemisch schützen willst, solltest du ein repellierendes Produkt wählen. Eine zuverlässig abschreckende Wirkung haben nur die Pyrethroide Permethrin, Deltamethrin und Flumethrin. Man erhält sie in Form von imprägnierten Halsbändern oder als Spot ons. Die Zecken haften zwar kurzzeitig am Hund, lassen sich aber schnell wieder fallen. Der Grund ist der Fuß-Rückzieh-Effekt. Die Zecken haben an den Beinen oberflächliche Nervenzellen, die durch die Pyrethroide stark gereizt werden.

Wähle möglichst ein Produkt mit nur einem Wirkstoff. Dafür gibt es zwei Gründe: Zum einen kann eine Kombination aus verschiedenen Substanzen mehr Nebenwirkungen verursachen. Zum anderen weißt du im Falle einer Unverträglichkeit, gegen welchen Wirkstoff dein Hund auffällig reagiert. Die verhältnismäßig kurze Wirkungsdauer der Pyrethroide-Produkte ist dabei nicht nachteilig. Wenn dein Hund das Mittel nicht verträgt, ist ein Wirkungsende nach drei Wochen viel besser, als dass er noch monatelang damit belastet ist.

Applikationsformen

Nun ist die Frage, welche Anwendungsform du wählst. Wie alles im Leben hat jede Art der Verabreichung gute und schlechte Seiten.

Ein Halsband ist günstig, falls es zur lokalen Unverträglichkeit kommt. Man nimmt es ab und weiß zukünftig, was zu vermeiden ist. Ein repellierendes Halsband wäre z.B. Scalibor. Ist eine Katze im Haus, ist das keine Lösung, weil der Wirkstoff Deltamethrin für Samtpfoten sehr giftig ist. Aber auch in Haushalten mit Kindern sind Halsbänder unbeliebt. Die Wirkstoffe verteilen sich über einen längeren Zeitraum im Fell. Wenn Kinder viel mit Hunden knuddeln und kuscheln, nehmen sie unter Umständen ebenfalls die Neurotoxine auf. Zwar gelten die Mengen als ungefährlich, aber es bleiben Gifte, die man nicht am oder im Körper des Kindes wissen möchte (und eigentlich auch nicht am Hund, oder?).

Spot on-Präparate werden nicht auf dem Fell, sondern auf die Haut aufgetragen. Durch den Fettfilm der Haut verteilen sie sich an der Oberfläche und reichern sich in den Talgdrüsen und der äußeren Hautschicht, der Epidermis, an. Von den meisten Wirkstoffen wird nichts oder nur sehr wenig ins Körperinnere resorbiert. Die Parasiten sterben bei abtötenden Wirkstoffen spätestens durch den Saugakt. Handelt es sich um ein Kontaktgift, reicht schon die äußere Aufnahme, um den Lästling zu töten. Sobald die Lösung getrocknet ist, soll die Abgabe über das Fell an streichelnde Menschen gering bis nicht vorhanden sein. Es kommt bei Spot on-Präparaten immer wieder zu lokalen Nebenwirkungen wie Hautreizungen oder allergischen Reaktionen. Hier sollte man umgehend die Applikationsstelle mit viel klarem Wasser waschen und den Wirkstoff nie wieder anwenden.

Tabletten hinterlassen natürlich äußerlich keine Spuren. Allerdings müssen sie komplett verstoffwechselt werden und können zu einer Organbelastung führen. Zu den neuen Wirkstoffen aus der Gruppe der Isoxazonine (Bravecto, Nexgard, Simparica) gibt es immer wieder Meldungen über Nebenwirkungen wie Krampfanfälle. Dies ist umso gefährlicher, je länger die Wirkungsdauer des Medikaments ist. Ein weiteres Problem: Die Parasiten müssen Blut saugen, damit der Wirkstoff ihnen den Garaus macht. Beim Saugakt der Zecke aber werden möglicherweise vorhandene Krankheitserreger übertragen. Für Flohspeichelallergiker, die schon nach einem einzigen Flohstich unter immensen Juckreiz leiden, sind diese Tabletten völliger Unsinn, da sie keinen Stich verhindern.

Ganzjährige Behandlung?

Die Pharmaindustrie und viele Tierärzte propagieren eine ganzjährige Behandlung mit Antiparasitika. Grund: Während Zecken erst ab 10 Grad Außentemperatur aktiv sind, können Flöhe in Wohnräumen durchaus auch im Winter ihr Unwesen treiben.

Das ganze Jahr über Nervengifte auf den Hund? Sein Leben lang? Egal, ob er zu Zecken- und Flohbefall neigt? Zwar erscheinen die offiziell angegebenen möglichen Nebenwirkungen einiger Produkte harmlos - doch es gibt sie. Und das Argument einiger Halter "Meiner hat das immer gut vertragen" beweist die Ungefährlichkeit genauso wenig wie der Onkel, der trotz starken Rauchens fast 100 Jahre alt wurde, die Unschädlichkeit von Zigaretten belegen könnte.

Meine Meinung: Flöhe kann man bekämpfen, wenn sie präsent sind. Die meisten Hunde haben im ganzen Leben selten oder nie Flöhe. Man lebt heutzutage eng mit seinen Haustieren zusammen, so dass ein Flohbefall normalerweise früh auffällt und nicht allzu schwer unter Kontrolle zu bringen ist. Wer nicht gerade einen Flohallergiker hat (den er durch repellierende Mittel vor Stichen schützen sollte), hat durch die kleinen Hüpfer doch kaum etwas zu befürchten.

Fazit zu den chemischen Antiparasitika

Auch wenn es gerne suggeriert wird: Die Spot ons, Halsbänder und Tabletten aus Zoofachhandel und Tierarztpraxis sind nicht völlig ungefährlich. Es besteht zwar kein Grund zu übertriebener Panik, aber ein Restrisiko kann niemand leugnen. Deswegen rate ich grundsätzlich dazu, diese Mittel so wenig wie möglich einzusetzen. Bei geringem Parasitendruck sollte es möglich sein, mit den natürlichen Repellentien vorzusorgen. So kann man den Hund vor Plagegeistern UND vor Giften schützen.

Reichen die Alternativen in der Zecken-Hochsaison nicht aus, suchen also tatsächlich viele der Blutsauger den Hund heim, dann sollte man sorgfältig die Risiken abwägen. Wie groß ist die Gefahr einer Krankheitsübertragung auf den Hund? Vertraue ich seinem Immunsystem? Reagierte er schon früher sensibel auf Medikamente, so dass die Anwendung eines Neurotoxins zu risikoreich ist?

Und nicht vergessen - man ist nicht nur auf natürlichen oder chemischen Parasitenschutz angewiesen. Das beste Mittel gegen Zecken sind immer noch

Manuelle Maßnahmen

Mein Hütehundmix Charly ist kuschelsüchtig. Welcher Mensch auch immer in seine Nähe kommt, Charly möchte bitteschön gekrault werden. Und die meisten Menschen gehen sehr gerne drauf ein (Charly streichelt sich sehr angenehm). Häufig beobachte ich dann, wie plötzlich die Hand an Charlys Körper erstarrt, der Blick des Menschen wird misstrauisch, dann fahren die Finger besorgt über eine ganz bestimmte Stelle an seiner rechten Halsseite. "Er hat keine Zecke, das ist eine Warze", beruhige ich den Hundefreund dann, und Charly grunzt zufrieden, während die Hände ihn weiter verwöhnen.

Auch ich taste Charly täglich ab (zu seinem unendlichen Vergnügen), und meine anderen drei Hunde ebenso. Da ich auf das Auftragen von Repellentien verzichte, kontrolliere ich mit dieser Art der körperlichen Zuwendung, ob nicht doch mal eine Zecke angedockt hat. In unserer Umgebung haben wir, wie schon erwähnt, extrem wenige.

Wo der Zeckendruck nicht allzu groß ist, kann man den Hund mit manuellen Mitteln sehr gut vor dem Stich schützen. Der Gemeine Holzbock oder die Auwaldzecke beißt sich ja nicht sofort auf dem Hund fest. Er / sie sucht mindestens 20 Minuten eine genehme Stelle, häufig sogar mehrere Stunden. Und selbst frisch sich anbohrende Zecken übertragen möglicherweise vorhandene Krankheitserreger nicht sofort. Wer konsequent nach dem Spaziergang den Hund absucht und gefundene Parasiten sofort eliminiert (am sichersten durch

Verbrennen), kann vielleicht genau wie ich auf chemische und biologische Abwehr verzichten.

Bei kurzhaarigen Hunden funktioniert der Trick mit der Fusselrolle sehr gut. Man fährt einfach nach dem Gassimarsch mit der Kleberolle über das Fell des Vierbeiners - die Zecken bleiben daran hängen (solange sie sich noch nicht festgesaugt haben). Auch mit dem Flohkamm kann man die Biester entfernen, solange sie noch im Suchmodus sind.

Hat die Zecke schon angebissen (natürlich wissen wir, dass sie in Wirklichkeit sticht), gibt es verschiedene Varianten der Entfernung:

- Mit den Fingern herausziehen - dass der Kopf steckenbleibt, passiert extrem selten
- Zeckenzange
- Zeckenschlinge
- Zeckenkarte

Übrigens - Drehen nützt nichts, egal ob rechts oder links herum. Wie heißt es so schön: Der Parasit hat kein Gewinde. Am wichtigsten ist, die Prozedur schnell durchzuführen, damit Ixodidae möglichst wenig Gelegenheit bleibt, ihren Speichel loszuwerden. Und man sollte keinesfalls Chemikalien (z.b. Nagellackentferner) oder Öle auf den Blutsauger träufeln, beides kann zu Speichelausstoß führen.

Was bei hohem Zeckenaufkommen ebenfalls helfen kann: Die Gassiroute ändern. Vermeide Strecken mit hohem Gras und halte dich in der Zeckensaison von Wäldern fern.

Umgebungsbehandlung bei Flohbefall

Wir müssen noch darüber reden, was zu tun ist, wenn eine Flohsippe Haus und Hund besetzt hat. Das kommt in den besten Familien vor. Und glaube ja nicht der Industrie: Hundertprozentigen Schutz gibt es nicht!

Wir wissen ja bereits, dass sich das Problem nicht nur auf den Hund konzentriert, sondern dass die Sippschaft ihre Kinderkrippen und -gärten in der Umgebung eröffnet. Überall, wo Hund geht und steht, muss man mit Nachkommen in verschiedenen Stadien rechnen.

Flohschutz-Spray selber machen

Flöhe ignorieren deinen Hund, wenn er nach Lavendel, Neemöl oder Zedernholz duftet. Du kannst einfach ein bis zwei Tropfen der entsprechenden ätherischen Öle mit Wasser mischen und deinen Vierbeiner damit einsprühen. Auch der Duft nach Orangen oder Zitronen vergrämt Flöhe. Dazu eine Frucht in Stücke schneiden, einmal mit Wasser aufkochen und über Nacht ziehen lassen. Beim Einsprühen - egal mit welcher Lösung - musst du selbstverständlich Augen und Schleimhäute deines Hundes schützen.

Wichtig: Um einen akuten Flohbefall zu bekämpfen, werden diese Sprays nicht ausreichen.

Den Hund mit einem geeigneten Shampoo zu baden, befreit ihn hoffentlich von den erwachsenen Lästlingen. Aber die Brut bleibt, und da sie bei Ernährungsfragen nicht besonders wählerisch ist, werden aus kleinen Larven bald große Flöhe. Manch Hundehalter wunderte sich schon, dass sein Vierbeiner über Monate von den Sechsbeinern befallen war, obwohl er ihn bereits mit allen nur denkbaren Chemikalien traktiert hatte - inklusive Umgebungssprays, die auf dem Hund ganz sicher nichts zu suchen haben. Was ist zu tun?

Natürlich gibt es chemische Mittel, die die Blutsauger vergiften. Aber auch hier reden wir von Neurotoxinen, und die will man nicht unbedingt in seinem Wohnumfeld versprühen. Schauen wir uns also die Alternativen an.

Einfach anzuwenden, ungiftig und geruchlos ist das Umgebungsspray "Flee". Das Silikonöl immobilisiert alle Entwicklungsstadien der Flöhe und wirkt bis zu 9 Wochen. Ich verwende es selbst in meiner Praxis.

Preislich günstiger kommt vermutlich Kieselgur. Das feine Pulver trocknet den Chitin-Panzer der Flöhe und ihrer Nachkömmlinge aus. Man verstreut es überall dort, wo man die Parasiten vermutet. Am wichtigsten sind dabei alle dunklen Ecken. Allerdings sollte das Kieselgur nicht eingeatmet werden, weswegen sich bald darauf eine Staubsaugeraktion empfiehlt. Die ist in jedem Floh-Fall ratsam, um Eier und Laven zu entsorgen, und zwar täglich für mindestens eine Woche. Neben den Fußböden sind Polstermöbel und Hundebetten zu saugen.

Ergänzend sollten alle waschbaren Textilien, die möglicherweise von Floheiern und -larven kontaminiert sind, bei 60 Grad gewaschen werden. Ätherische Öle helfen dabei, die Bude nachhaltig flohfrei zu halten. Einige Tropfen davon in Putzwasser und Waschmaschine verströmen einen für Flöhe (und viele andere Insekten) unangenehmen Duft, so dass sie sich im günstigsten Fall eine alternative Heimstatt suchen. Essig erfüllt den gleichen Zweck und killt gleichzeitig üble Gerüche (auch Hundemief).

Eines der potentesten natürlichen Gifte gegen Flöhe ist Geraniol. Eine Verdünnung davon kann man auf Wohntextilien, Hundekörbe, Teppiche usw. sprühen. Beachte aber die Dosierungsempfehlungen: Geraniol ist zwar natürlich, deswegen aber nicht ungiftig.

Das Finale - ein alter Witz

Zwei Flöhe wollen in die Stadt. Fragt der eine: Gehen wir zu Fuß oder nehmen wir den Hund?

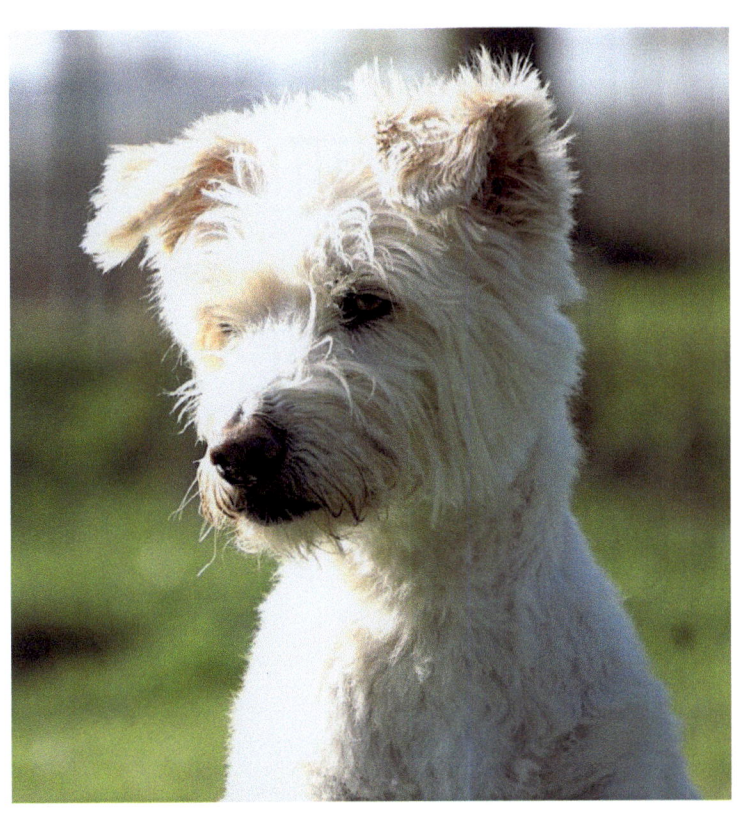

Teil III

Impfungen
Nur ein kleiner Pieks?

Dass ich hier kein Pamphlet zur Verunglimpfung von Impfungen verbreite, stelle ich mal vorweg. Impfungen - so ist meine Überzeugung - können sehr wichtig für die Gesunderhaltung sein. Sie können vor Krankheiten schützen, sie retten viele Leben. Der Unterschied zwischen Impfgegnern, die dies vehement abstreiten, und Impfkritikern (wie mich) ist, dass Letztere für einen sinnvollen Umgang mit dieser segensreichen Prophylaxe-Maßnahme plädieren. Im Mittelpunkt des Interesses darf nichts anderes als die Gesundheit des Tieres stehen.

Zunächst eine Frage an dich: Wann hat dir zuletzt dein Hausarzt empfohlen, einen Impftiter zu kontrollieren? Du erinnerst dich nicht? Kein Wunder. Für Titermessungen sehen Humanmediziner nur in seltenen Ausnahmesituationen einen Anlass. Der Impfschutz wird beim Menschen nach einer nur ein- oder zweimaligen Injektion für eine sehr lange Zeit als sicher vorausgesetzt. Das wurde in Studien belegt, und außerdem beobachtet man seit Jahrzehnten, dass geimpfte Individuen nicht (oder extrem selten, etwa bei Non-Respondern, s.u.) erkranken. Nicht einmal bei einer Krankheit wie den Röteln lässt man bei fortpflanzungswilligen Frauen den Impfstatus überprüfen. Du erinnerst dich: Bei einer Schwangeren besteht durch eine Rötelnerkrankung eine große Gefahr für den Fötus, missgebildet zur Welt zu kommen. Wenn auch nur der Hauch der Gefahr bestünde, dass die Rötelnimpfung - üblicherweise in der Kindheit verabreicht - zum Zeitpunkt der Familienplanung - also 20 bis 30 Jahre später - nicht mehr schützt, wäre garantiert eine Nachimpfung oder wenigstens Status-Überprüfung vom Gesetzgeber zur Pflicht erklärt worden. Dies aber wurde nie in Erwägung gezogen. Man verlässt sich beim Säugetier Mensch darauf, dass das

Immunsystem mit seinen Gedächtniszellen nach der Grund-immunisierung allzeit bereit zum Schutz ist. Und beim Haus-tier soll das so viel anders sein?

Bis vor wenigen Jahren war es undiskutierbar, dass Hund und Katze jedes Jahr aufs Neue gegen mehrere Infekti-onserkrankungen immunisiert werden müssen. Alle zwölf Monate ein kleiner Pieks - für den verantwortungsbewussten Hundehalter war das ganz normal, und wenn man nur zwei Wochen zu spät dran war, plagte schon das schlechte Gewis-sen und die Angst, ein Virus könnte dem geliebten Vierbeiner etwas antun.

Grundimmunisierung adulter Hunde

Immer wieder hört man, dass Tierhalter in Veterinärpraxen quasi abgestraft werden, wenn sie nicht pünktlich zur Auf-frischimpfung kommen. "Wie, sechs Wochen zu spät? Da müssen wir leider wieder ganz von vorne anfangen..." - also den Impfstoff dreimal im Abstand von wenigen Wochen ver-abreichen! Dabei sagt die StIKo Vet zur Grundimmunisierung nach dem Welpenalter ganz klar: "Bei Hunden ab 16 Lebens-wochen sind keine maternalen Antikörper mehr zu erwarten. Deswegen ist eine einmalige Impfung bei Verwendung von Lebendimpfstoffen oder eine zweimalige Impfung bei inakti-vierten Impfstoffen im Abstand von 3–4 Wochen ausrei-chend."

Der heutige Stand ist der, dass immer noch viele Tierärz-te die jährliche Auffrischungsimpfung anraten. Damit setzen sie sich über die offiziellen Empfehlungen der Ständigen Impfkommission Veterinärmedizin (StIKo Vet) hinweg und ignorieren teilweise selbst anderslautende Vorgaben der

Impfstoffhersteller. Viele, zu viele Tierhalter, nehmen die Anordnung "ihres" Veterinärs frag- und kritiklos an und entrichten pünktlich alle 12 Monate ihren nicht zu geringen Obolus für eine medizinische Dienstleistung, die nicht nur überflüssig ist, sondern ihrem haarigen Liebling sogar schaden kann. Nur wenige trauen sich, Nein zu sagen. Und wenn sie es tun, reagieren manche Weißkittel mit dramatischen Erzählungen über tödliche Seuchen, die auch in der näheren Umgebung immer wieder Opfer fordern. Man fühlt sich sofort als Unmensch, weil man sein Tier nicht vor dieser Gefahr schützen wollte, und krault seinem haarigen Liebling brav den Nacken, während Frau oder Herr Doktor die Spritze setzt. Und hinterher ist man doch sehr beruhigt.

Hier zeigt sich mal wieder: Nichtwissen ist ein schlechter Berater. Und deswegen sollst du hier erfahren, wie das Immunsystem arbeitet und wie die Immunisierung aus der Spritze überhaupt schützt. Dann wird dir klar sein, dass der Schutz vieler Impfungen länger als ein Jahr hält. Genauso wichtig ist zu wissen, welche Impfungen grundsätzlich sinnvoll sind, und welche auch von wissenschaftlicher Seite als Non-core, als überflüssig erachtet werden. Nicht zuletzt verstehst du nach Lesen dieses Kapitels, warum durch (zu häufige) Vakzine gesundheitliche Risiken drohen. Fazit: Du wirst besser entscheiden können, wie oft und gegen was dein Hund den kleinen Pieks bekommen soll.

Was sind Impfungen?

Zu den stärksten Instrumenten des Immunsystems gehören die Armeen der Antikörper. Unzählige davon zirkulieren mit dem Blut im Körper. Tritt ein als Krankheitserreger Verdächtiger ins Körperinnere ein, heften sich sofort Antikörper an ihn und präsentieren ihn der nächsten Instanz, den Abwehrkörpern. Diese, auch Fresszellen genannt, vernichten und entsorgen den Schädling.

Dieser Vorgang spielt sich laufend im Organismus ab, und meistens merken wir nichts davon. Wir nehmen mit der Atemluft Viren und Bakterien auf, mit der Nahrung oder über die Haut, und auch durch jede kleine Verletzung dringen Keime und Erreger ein. Diese können nur gefährlich werden, wenn sie in der Lage sind, sich schnell zu vermehren. Wenn also die Immunabwehr schwächelt und dem Angreifer unterliegt, kommt es zu einer Entzündung oder zu einer Erkrankung. Es geht ums Tempo - wer vermehrt sich schneller: Die Streitmacht der Angreifer oder die Abwehrarmee des Immunsystems, die Antikörper also.

Um bei einem erneuten Angriff der Erreger sofort verteidigungsbereit zu sein, bildet die Körperabwehr eine Art Gedächtnis. Man kann sich das in etwa so vorstellen, als würden Fahndungsplakate ausgehängt: "Wanted - Masernvirus". Bei Bedarf, also einer erneuten Invasion, können dann in Windeseile auf den Erreger spezialisierte Antikörper in großen Mengen produziert werden und den Angreifern den Garaus machen. Durch dieses immunologische Gedächtnis ist zum Beispiel ein Mensch nach einer einmaligen Ziegenpeter-Infektion immun gegen den Mumpserreger, und ein Hund wird nach einer überstandenen Parvovirose vor einer erneuten Infektion für viele, viele Jahre sicher sein.

Bei Impfungen setzt die Medizin auf die messbaren Antikörper. Um diese zu bilden, muss man den Organismus mit dem Krankheitserreger traktieren. Dazu darf man natürlich keine potenten, also gefährlichen Erreger einsetzen. Deswegen "infiziert" man den Körper mit abgeschwächten Erregern. In Lebendimpfstoffen sind das - der Name sagt es schon - lebende Erreger, die durch Zucht oder Bestrahlung unschädlich gemacht wurden. Totimpfstoffe beinhalten abgetötete Erreger. Manche Impfstoffe kommen mit wenigen Bestandteilen der Erreger aus, die heutzutage gentechnisch hergestellt werden und besonders wirkungsreich sind. Andere brauchen Adjuvantien (siehe Seite 156) zur Verstärkung ihrer Wirkung.

Die Immunabwehr reagiert auf den Scheinangriff aus der Spritze wie auf eine echte Invasion: Mit der Bildung von Antikörpern und dem Aufbau des immunologischen Gedächtnisses. Man nennt das Konstrukt eine erregerspezifische Immunkompetenz. Wenn jetzt irgendwann der echte Erreger eindringt, kennt sich das Immunsystem damit bestens aus und vernichtet ihn problemlos.

Aktiv- und Passivimpfungen

Neben der Aktiv-Impfung, die den Körper in die Lage versetzt, in kürzester Zeit durch die aktive Produktion von spezialisierten Antikörpern eine Erregerarmee zu vernichten, gibt es noch die Passiv-Impfung. Diese wird eingesetzt, wenn jemand mit Infektionserregern in Kontakt kam und keinen ausreichenden Impfschutz hat. Man injiziert dann Konzentrate von Antikörpern, die die Angreifer eliminieren sollen.

Welche Impfungen gibt es?

Für den Hund sind in Deutschland Aktiv-Impfungen gegen eine ganze Reihe von Erkrankungen mit verschiedenen Erregern zugelassen, wie in dieser Tabelle aufgelistet:

Viruserkrankungen	Bakterielle Erkrankungen	Sonstige
Parvovirose	Leptospirose	Mikrosporie (Pilz)
Staupe	Borreliose	Trichophytie (Pilz)
Tollwut	Bordetella (Zwingerhusten)	Leishmaniose (Einzeller)
Hepatitis		
Adenovirus		
Parainfluenza (Zwingerhusten)		
Herpes (Welpensterben)		

Core-Impfungen

"Core-Komponenten der Vakzinen richten sich gegen Erreger, gegen die jedes Tier zu jeder Zeit geschützt sein muss", heißt es in der Präambel zur "Leitlinie zur Impfung von Kleintieren" der Ständigen Impfkommission Veterinärmedizin (StIKo Vet). Zu diesen zählt sie fünf Impfstoffe: Parvovirose, Staupe, Hepatitis, Leptospirose und Tollwut. Um einem weit verbreiteten Irrglauben zuvorzukommen: Der eine oder andere Impfstoffhersteller nennt diese Core-Impfungen zwar gerne Pflicht-Impfungen. Es gibt aber in Deutschland keine gesetzliche Verpflichtung, einen Hund zu immunisieren. Und auch die "Gültig bis"-Einträge in den Impfpässen bedeuten nur, dass die Serumhersteller in ihren Beipackzetteln die vermutliche

Schutzdauer begrenzen, was auch mit der Zulassung der Arzneimittel zu tun hat. Wie lange eine Vakzination in Wirklichkeit schützt, steht auf einem anderen Blatt. Das Immungedächtnis liest sich jedenfalls die "Waschzettel" nicht durch und weiß gar nicht, dass nach einem oder nach drei Jahren Schluss mit dem Schutz ist.

Vier der fünf Core-Impfungen richten sich gegen virale Krankheitserreger, die Leptospirose wird durch ein Bakterium übertragen.

Impfstoffe tragen im Produktnamen Abkürzungen, wobei es für manche Erreger mehrere, verschiedene Kürzel gibt. Hier die Übersicht:	
A	Adenovirus (Hepatitis, Zwingerhusten)
B	Borreliose
Bb/B.b.	Bordetella (Zwingerhusten)
CPiV-2	Canines Parainfluenza-Virus Typ 2 (Zwingerhusten)
CPV	Canines Parvovirus
D	Distemper = Staupe
H	Hepatitis
L	Leptospirose
P	Canines Parvovirus
Pi	Parainfluenza-2 (Zwingerhusten)
R	Rabies = Tollwut
S	Staupe
T	Tollwut

Parvovirose

Ende der 70er Jahre kam wie aus dem Nichts in Europa, Nordamerika und Australien eine Epidemie auf, die tausende Hunde das Leben kostete. Sie litten unter heftigem Erbrechen und blutigen Durchfällen bei hohem Fieber. Schon bald wurde das Parvovirus als Auslöser isoliert, ein Erreger, der in Blutproben aus früheren Jahren nie nachzuweisen war. Wenn heute - im Zeitalter des Internets - so plötzlich eine neue Viruserkrankung aufkäme, wäre das sofort der Anlass für eine gigantische Verschwörungstheorie.

Schon in den 80er Jahren waren die ersten Vakzine gegen die Seuche auf dem Markt, und sie wirken gut. Das Virus ist nicht ausgestorben - auch heute noch erkranken viele ungeimpfte Hunde an Parvovirose. Ältere Hunde entwickeln häufig nur leichte, unspezifische Symptome oder durchleben eine stumme Infektion. Für Welpen aber ist eine Parvovirose lebensgefährlich. Selbst wenn sie die Durchfallattacken überstehen, wird häufig der Herzmuskel angegriffen, was fast immer zum Tode führt.

Solange sie noch sehr klein sind, genießen Welpen den sogenannten Nestschutz. Sie bekommen Antikörper durch die Muttermilch und sind damit gut vor Parvovirose und anderen Infektionskrankheiten geschützt. Werden diese Antikörper abgebaut, soll möglichst schnell die Immunisierung durch Impfungen greifen. Dafür werden mehrere Injektionen im Abstand von etwa vier Wochen empfohlen (siehe Seite 171).

Ein erwachsener Hund braucht nur eine Injektion, um grundimmunisiert zu sein. Laut Herstellerangaben bieten die meisten Impfungen heute drei Jahre Schutz, dann soll nachgeimpft werden. Der Weltverband der Kleintierärzte (WSAVA) gab allerdings in seinen Richtlinien für Hundeimpfungen schon im Jahr 2013 an, Impfungen gegen Parvovirose und andere Viruserkrankungen böten für bis zu 98 Prozent der Impflinge eine jahrelange, wenn nicht sogar lebenslange Immunität, und regelmäßige Auffrischungen verbesserten den Impfschutz nicht. Nach einer natürlichen Parvo-Infektion ist der Hund für sehr lange Zeit immun gegen den Erreger - das ist nach einer erfolgreichen Grundimmunisierung ebenso.

Der Parvoerreger ist leider extrem widerstandsfähig, er kann in geeigneter Umgebung (Zimmertemperatur) bis zu einem Jahr ansteckungsfähig bleiben und lässt sich nur von wenigen Desinfektionsmitteln unterkriegen. Übertragen wird er vor allem durch Kot. Die Virusausscheidung beginnt drei bis fünf Tage nach der Infektion und dauert bis zu zwei Monate.

Wertung: Die Grundimmunisierung gegen Parvovirose ist unbedingt ratsam. Vor allem Welpen sind zu schützen, sobald die maternalen Antikörper nicht mehr ausreichen. Für jährliche Auffrischungen gibt es keine medizinische Begründung. Wer sehr sicher gehen will, lässt alle drei Jahre nachimpfen, wenn auch keine Studie jemals gezeigt hat, dass die Immunität nach drei Jahren verschwindet. Es gibt Hinweise, dass die Parvo-Impfung eine immunsuppressive Wirkung hat und damit den Erfolg anderer, gleichzeitig gegebener Immunisierungen vermindern kann.

Staupe (Canine Distemper)

Bevor in den 1960er Jahren die Impfung eingeführt wurde, kannte man die Staupe schon seit dem 18. Jahrhundert als gefürchtete, weil häufig tödlich verlaufende Erkrankung. Auch hier sind vor allem junge Hunde von acht Wochen bis sechs

Monaten gefährdet. Erste Symptome, drei bis sechs Tage nach der Infektion, sind hohes Fieber und Apathie, Erbrechen und Durchfall sowie Augen- und Nasenausfluss. Die Körpertemperatur normalisiert sich dann wieder, und bei gutem Immunstatus des Erkrankten wird das Virus in rund zwei Wochen eliminiert, ohne weitere Symptome hervorgerufen zu haben. Ist das Immunsystem nicht ausgereift oder wehrhaft, kann sich die Staupe in den Organen manifestieren und in unterschiedlicher Form zeigen: Mit Atemwegssymptomen als respiratorische Form, als gastrointestinale Form mit Durchfall und Erbrechen, mit Hautrötungen und Ohrenentzündungen als kutane Form oder als Hartballenform, die sich durch extremes Wachstum von Nasenspiegel und Zehenballen auszeichnet. Letzterer und der respiratorischen Form folgt häufig die Nervöse Staupe (die auch lange nach einer scheinbaren Genesung auftreten kann): Sie führt zu Krämpfen, epileptischen Anfällen, Tics, Lähmungen, Aggressionen oder Verblödung. Eine Besonderheit ist das Staupegebiss. Das sind Zahnschmelzdefekte, die von einer Staupeinfektion bei Welpen vor dem Zahnwechsel übrigbleiben.

Die Übertragung erfolgt durch Tröpfcheninfektion, besonders über die Atemwege. Die Staupe tritt in ähnlicher Form auch bei Wildtieren auf, weswegen eine Ansteckung vom Fuchs, Wolf, Marderartigen, Waschbär oder Seehund möglich ist. Die gute Nachricht: Der Erreger ist in der Umwelt nur wenige Tage infektiös und spricht auf Desinfektionsmittel gut an.

Für die Immunisierung stehen Lebendimpfstoffe zur Verfügung, man kann aber nicht einzeln impfen lassen. So wird meist eine Kombination aus Parvovirose, Staupe und Hepatitis (s.u.) geimpft. Die Intervalle entsprechen denen der Parvo-

Impfung, und auch hier spielen bei Welpen die maternalen Antikörper eine Rolle.

Der Staupeerreger, das Canine Distemper Virus (CDV), ist übrigens eng mit dem menschlichen Masernvirus verwandt. In dem Zusammenhang fällt jedem Impfkritiker die Frage ein: Warum sind Menschen nach einer zweimaligen Immunisierung im Kindesalter für den Rest ihres Lebens geschützt, Hunde aber sollen jährlich oder wenigstens alle drei Jahre Booster-Impfungen bekommen? Keiner weiß es. Immerhin - vom jährlichen Intervall sind zumindest die für Empfehlungen zuständigen Impfkommissionen abgekommen. Der WSAVA geht wie bei der Parvo-Impfung von einer jahre- bis lebenslangen Immunität aus.

Wertung: Die Grundimmunisierung gegen Hundestaupe ist unbedingt ratsam. Es kommt immer wieder zu Staupefällen in Deutschland, nicht zuletzt durch die vielen Hundeimporte aus Osteuropa. Für jährliche Auffrischungen aber gibt es keine medizinische Begründung. Wer sehr sicher gehen will, lässt alle drei Jahre nachimpfen, wenn auch keine Studie jemals gezeigt hat, dass die Immunität nach drei Jahren verschwindet.

Hepatitis contagiosa canis (H.c.c.)

Die "Ansteckende Leberentzündung des Hundes" wird heute in Deutschland nur noch sehr selten diagnostiziert. Dennoch gilt die Impfung gegen das auslösende Adenovirus bei der StIKo Vet weiterhin als Core-Impfung. Die Medizinische Kleintierklinik der Ludwig-Maximilians-Universität München stuft in ihren eigenen, teilweise abweichenden Empfehlungen die Impfung gegen H.c.c. als Non-Core ein.

Man kennt verschieden dramatische Verlaufsformen der H.c.c.-Erkrankung. Bei der perakuten Form sterben die Betroffenen innerhalb weniger Stunden. Meist sind - neben unspezifischen Symptomen wie hohes Fieber, Apathie und Erbrechen - nur feinste Blutungen als Zeichen einer Gerinnungsstörung zu finden. Die akute Form zeigt ebenfalls die genannten Krankheitszeichen, dazu Schwellungen von Lymphknoten, Milz und Leber, Ödeme und Blutungen. Es können neurologische Störungen auftreten, Nierenschädigungen und Trübungen der Augenhornhaut. Für Welpen und für Tiere mit geschwächtem Immunsystem besteht hochgradige Lebensgefahr.

Beim subakuten Verlauf sind die Symptome weniger ausgeprägt. Typisch ist die Augentrübung ("Blue Eye") und Leberstörungen, die zur Chronizität führen. Auch bleibende Nierenschäden können auftreten. Patienten mit chronischer H.c.c. können den Erreger noch monate- und sogar jahrelang ausscheiden. Dieser, das Canine Adenovirus 1 (CAV-1), ist sehr stabil und kann außerhalb des lebenden Organismus bei Zimmertemperatur mehrere Wochen, bei Temperaturen von unter 4 °C sogar bis zu neun Monate infektiös bleiben. Menschen sind dadurch nicht gefährdet.

Gegen H.c.c. gibt es keine Einzelimpfstoffe. Die typische Seren-Kombination besteht aus Staupe, Parvovirose und Ansteckender Leberentzündung (Geläufiges Kürzel: SHP). Die heutigen Vakzine basieren übrigens auf das canine Adenovirus 2 (CAV-2), was zu einer Kreuzimmunität führt. Frühere Seren mit dem Virustyp CAV-1 verursachten zu häufig schwere Nebenwirkungen.

Wertung: Für die Impfung gegen die Ansteckende Leberentzündung des Hundes gilt das Gleiche wie für die beiden vorgenannten Immunisierungen. Die Münchner Kleintierklinik rät zur H.c.c.-Vakzine nur bei Bedarf und beschränkt dies auf junge Hunde mit vielen Hundekontakten (z.B. Hundeschule, Hundesport, Tierheim, Tierpension). Die Wiederholung sollte dann alle drei Jahre oder bei Fehlen von Antikörpern erfolgen. Da es sich um einen viralen Erreger handelt, hält die Immunität vermutlich deutlich länger als drei Jahre an.

Tollwut

Jedes Kind hat schon von Tollwut gehört - ist das eigentlich heute noch so? Als ich aufwuchs, standen in vielen Gebieten Warnschilder mit der Aufschrift "Wildtollwut". Und wir lernten im Heimatkundeunterricht der Grundschule, dass man einen zahm wirkenden Fuchs auf keinen Fall anfassen darf - das Tier war höchstwahrscheinlich an der Wut erkrankt, aufgrund des Gehirnbefalls verwirrt und zeigte somit ein untypisches Verhalten, was es zahm erscheinen ließ. Jeder von uns wusste genau, dass elend stirbt, wer sich mit Tollwut ansteckt.

Was für eine Erleichterung: Deutschland ist seit 2008 offiziell tollwutfrei und die meisten Nachbarländer auch. Allerdings grassiert die Tollwut weiterhin weltweit, auch in Osteuropa. Durch den florierenden illegalen Hundehandel und den grenzüberschreitenden Tierschutz besteht jederzeit ein Restrisiko, dass erkrankte Tiere deutschen Boden betreten. Die Inkubationszeit kann bis zu 60 Tage dauern, was die Gefahr eines versehentlichen Imports nicht gerade vermindert.

Eine gesetzliche Impfpflicht bestand nie und besteht auch heute nicht. Nur wer mit seinem Haustier internationale Grenzen überquert, muss einen gültigen Impfschutz nachweisen. Es gibt Einzelimpfstoffe, die für eine dreijährige Schutzdauer zugelassen sind. Du solltest bei deinem Tierarzt darauf bestehen, dass er eine solche verwendet und auch die drei Jahre im Impfpass dokumentiert. Gelegentlich wird von *versehentlichen* Falscheinträgen berichtet.

Da die Tollwut eine Viruserkrankung ist, dürfte auch hier die tatsächliche Schutzwirkung deutlich länger als drei Jahre bestehen. Das Risiko für deinen Hund, sich mit Tollwut zu infizieren, ist also mehr als gering. Dennoch muss ich auf die Tollwutverordnung hinweisen. Hier heißt es in § 9 Absatz 1: "Für Hunde und Katzen ordnet die zuständige Behörde die sofortige Tötung an, wenn anzunehmen ist, dass sie mit seuchenkranken Tieren in Berührung gekommen sind. Sie kann die sofortige Tötung dieser Hunde und Katzen anordnen, wenn anzunehmen ist, dass sie mit seuchenverdächtigen Tieren in Berührung gekommen sind." Und in Absatz 3. "Absatz 1 gilt nicht für Hunde und Katzen, die nachweislich bei der Berührung unter wirksamem Impfschutz standen."

Wertung: Angesichts dieser (berechtigten) behördlichen Kompromisslosigkeit sollte sich jeder Hunde- (und Katzen-) halter gut überlegen, ob er auf die Tollwutimpfung verzichten möchte. Da die Seren Adjuvantien (siehe Seite 156) enthalten, möchte man die Impfung aber so selten wie möglich geben.

Leptospirose

Früher nannte man sie die Stuttgarter Hundeseuche. Die Leptospiren werden von infizierten Tieren mit dem Urin ausgeschieden, die Ansteckung erfolgt über die Schleimhäute oder die Haut. Es kann schon zur Infektion kommen, wenn ein Hund aus einer kontaminierten Pfütze trinkt. Nach vier bis zwölf Tagen dann zeigt sich eine unspezifische Symptomatik, im Vordergrund stehen Mattigkeit und Fieber. Die Diagnose kann nur über den Nachweis des Erregers im Blut gesichert werden, was schwierig ist - denn die Bakterien sind nur wenige Tage im Blut unterwegs. Danach verstecken sie sich auf der Flucht vor den sich im Blut vermehrenden Antikörpern in verschiedenen Organen, wie Niere, Leber, Milz und Lymphknoten. Bei Nieren- oder Leberbefall kann es zu langfristigen und chronischen Schädigungen kommen.

Bei Leptospiroseverdacht wird das Blut auf den Erreger getestet. Wird dieser nicht nachgewiesen, verlässt man sich auf den Antikörpernachweis. Allerdings können Impftiter falsch-positive Werte vortäuschen, weswegen nur plötzliche starke Titeranstiege für die Diagnostik relevant sind. Die Therapie erfolgt durch Antibiotika und ergänzende symptomatische Maßnahmen wie z.B. Infusionen. Eine ausgestandene Leptospirose-Erkrankung gibt keine langfristige Immunität.

Gefährdet sind wieder vor allem Welpen und immungeschwächte Tiere. Es gibt Erkrankungen ohne Symptomatik, diese Tiere bleiben aber Erregerausscheider.

Leptospiren können nicht nur für Erkrankungen bei Hunden (und vielen anderen Säugetieren) sorgen, sie sind eine Zoonose - auch der Mensch kann sich infizieren. Laut Robert-Koch-Institut kommt es in Deutschland jährlich zu rund 100 Erkrankungen von Menschen an Leptospirose. Die meisten Infektionen sind aber laut StIKo Vet auf "freizeitbedingten Wasserkontakt oder berufliche Exposition" zurückzuführen - mutmaßliche Ansteckungen durch Hunde sind selten. Für Menschen gibt es keine zugelassenen Impfstoffe.

Es gibt etwa 20 Arten von Leptospiren mit 250 krankheitsauslösenden Serotypen, die aber unterschiedliche Hauptwirte haben. Früher wurden Hunde nur gegen zwei Arten geimpft, inzwischen enthalten neue Impfseren drei oder vier Arten. Das sollen zwar jene sein, die am häufigsten zu Erkrankungen beim Hund führen, aber ein Komplettschutz sieht anders aus. Problematisch ist auch, dass Impfungen gegen bakterielle Erreger grundsätzlich kürzer und schlechter schützen als gegen virale. Und sie sind weniger gut verträglich. Die Zahl der gemeldeten Impfnebenwirkungen ist mit der Markteinführung der neuen Vierfach-Leptospirose-Immunisierungen in die Höhe geschnellt. Die StIKo Vet nahm dazu im September 2016 Stellung: "Dem öffentlichen Pharmakovigilanzbericht der Europäischen Arzneimittelagentur für das Jahr 2015 ist zu entnehmen, dass im Zusammenhang mit der Verabreichung eines Leptospirose-Impfstoffs mit vier Serovaren in sehr seltenen Fällen immunvermittelte Nebenwirkungen, z.B. Thrombozytopenien, hämolytische Anämien und Polyarthritiden, beobachtet wurden. Auch andere Quellen weisen darauf hin, dass die Häufigkeit von Nebenwirkungsmeldungen im Zusammenhang mit multivalenten Leptospirose-Impfstoffen insgesamt angestiegen ist."

Das mag an den Zusatzstoffen liegen, denn bei den L4-Vakzinen hat der Anwender so etwas wie die Wahl zwischen Pest und Cholera. Den Seren ist entweder Thiomersal zugefügt, eine Quecksilberverbindung, oder Aluminiumhydroxid, das als Nervengift gilt. Beides möchte man eigentlich weder sich selbst noch seinem Haustier injizieren. Mehr Infos zu den Stoffen findest du ab Seite 156 unter Zusatzstoffe.

Die Schutzdauer der L4-Impfung wird mit 12 Monaten angegeben, wovon nicht jeder überzeugt scheint. Die Medizinische Kleintierklinik der Ludwig-Maximilians-Universität München empfiehlt die Immunisierung im Frühjahr, damit der Titer über die warme Jahreszeit reicht. Die Grundimmunisierung besteht aus zwei Injektionen im Abstand von vier Wochen, danach soll jährlich wiederholt werden. Es gibt die Impfstoffe einzeln oder in verschiedenen Kombinationsseren.

Wertung: Der WSAVA ordnet die Leptospirose-Impfung als Non-Core ein, obwohl die Krankheit weltweit unter sehr vielen Säugetierarten verbreitet ist. Sie rät, Hunde nur dann zu impfen, wenn im lokalen Umfeld des Hundes ein erhöhtes Erkrankungsrisiko besteht.

Von besonderem Infektionsdruck spricht man bei Hunden, wenn sie sehr oft in stehenden Gewässern schwimmen oder daraus trinken. Im Winter ist die Gefahr geringer, unter 10 Grad Wassertemperatur kommt es kaum zur Vermehrung der Leptospiren, und bei Frost sterben sie ab. Wenn der Hund weder oft aus Pfützen und Tümpeln trinkt noch kleine Nagetiere (mögliche Überträger) jagt und frisst, besteht nur ein sehr geringes Infektions-Risiko und somit kein Bedarf für die Immunisierung. Das dürfte für die meisten Stadthunde gelten, aber auch für viele auf dem Land, die nur brav an der Leine Gassi gehen.

Impfkritiker bemängeln, dass die Schutzwirkung der Impfung sowohl von der Dauer als auch von der Qualität unzureichend ist. Laut einer brasilianischen Forschergruppe verhindert die Impfung weder die Besiedlung der Nieren noch die Ausscheidung des Erregers. Dazu kommt ein großes Potential an schweren Nebenwirkungen.

Wenn du trotz allem auf die Leptospiroseimpfung nicht verzichten willst, lass sie zeitlich getrennt von anderen, besser verträglichen Immunisierungen geben und achte drauf, dass ein Impfstoff mit vier Serotypen (L4) gegeben wird. Um eine jährliche Wiederholung kommst du nicht herum, es wird sogar immer wieder gewarnt, dass der Schutz nicht einmal so lange halte. Die Impfung sollte daher im Frühjahr durchgeführt werden.

Non-Core-Impfungen

Bei rund acht Millionen Hunden und fast 14 Millionen Katzen allein im Lande Deutschland ist die Motivation groß, am Heimtiermarkt zu partizipieren. Dazu muss man dem Tierhalter etwas bieten, ihm (frei nach "Der Pate") sozusagen ein Angebot machen, das dieser nicht ablehnen kann. Daher werden auch Non-Core-Impfungen so beworben, dass es unzählige Gründe *dafür* gibt und der Verzicht darauf aufgrund des *immensen Risikos* nicht zu verantworten wäre. Wird ein neuer Impfstoff auf den Markt gebracht, dann mit einer kompromisslosen Marketingkampagne nach dem Motto: Das ist das Wundermittel, auf das Tierhalter seit Jahren gewartet haben. Und sowieso: Es ist ein Phänomen, dass die Hunde und Katzen überhaupt so lange ohne die neue Vakzine überleben konnten. Ich hoffe, du realisierst meinen Sarkasmus.

Werbung hat viel mit Gehirnwäsche zu tun. Je öfter man eine Weisheit aufnimmt - im Idealfall mit mehreren Sinnesorganen, also durch hören, lesen und sehen - als umso wahrer empfindet man sie. Soll ein neues medizinisches Produkt etabliert werden, nutzen Pharmaunternehmen dafür die komplette Bandbreite der Öffentlichkeitsarbeit. Angefangen damit, dass gezielt die Tierärzte "informiert" werden, dass ihnen also nahegebracht wird, warum das neue Medikament jetzt NOCH besser ist als alle schon bisher verfügbaren. (Nebenbei werden durch Einführungsangebote finanzielle Anreize gesetzt, um den Verkaufsstart zu verbessern.) Um die Tierhalter selbst auf Kurs zu bringen, erscheinen mehr oder weniger reißerische Aufklärungsartikel in Zeitungen und Zeitschriften, die eindringlich vor der lebensgefährlichen Erkrankung warnen, gegen die zwingend geimpft werden soll. Wenn ein Verlag nicht freiwillig einen redaktionellen Beitrag zum Thema verfasst (sprich: die offizielle Pressemitteilung verlautbart), setzt man eben ganzseitige Anzeigen, die bei flüchtigem Hinschauen aussehen wie ganz normale Artikel - sieht man mal von dem in kleiner Schrift gehaltenen Hinweis "Anzeige" ab. Die Profis unter den Werbefachleuten schaffen es, dass in jeder TV-Boulevardsendung überbesorgt vor der Gefahr aus der Natur (dem Krankheitserreger) gewarnt wird. Dabei wird nicht unbedingt für ein bestimmtes Produkt geworben, man bildet sich schließlich immer noch was ein auf seinen unabhängigen Journalismus. Aber der dezente Hinweis "konsultieren Sie gleich morgen Ihren Tierarzt" reicht, die Masse an verantwortungsvollen Hunde- und Katzeneltern in die Impfpraxen zu bewegen.

Wenn die Kampagne gut läuft, ist die Welt schon bald davon überzeugt, dass ohne Impfung gegen Zwingerhusten oder Borreliose der Hund dem baldigen Tode geweiht ist. Nur wer sucht, der findet die Einschätzung der Fachleute, dass diese Immunisierungen nur in wenigen, begründeten Fällen sinnvoll sind. Genau so definiert die StIKo Vet: "Non-Core-Komponenten der Vakzinen richten sich gegen Erreger, gegen die Tiere nur unter besonderen Umständen (wahrscheinliche Expositionen) geschützt werden müssen."

Welches diese besonderen Umstände sind, wo und wann eine Exposition wahrscheinlich wird, das einzuschätzen ist natürlich Sache der Veterinäre oder der Tierhalter. Letztere lassen sich leicht verunsichern - man liebt sein Tier und will es möglichst gut geschützt wissen. Am besten ist man aber in der Lage, für seinen Liebling die richtigen Entscheidungen zu treffen, wenn man sich gut und umfassend informiert.

Schauen wir uns also an, welche Impfungen laut StIKo Vet und WSAVA als <u>eher nicht erforderlich</u> gelten.

Zwingerhusten

Dies ist eigentlich keine Krankheit, sondern ein Symptomen-Komplex. Der Name Zwingerhusten resultiert aus der Tatsache, dass sich die Erreger meist nur dort pathologisch ausbreiten, wo sich viele Hunde auf engem Platz aufhalten, also in großen Zwingerbeständen, Tierheimen und -pensionen. Auch auf Veranstaltungen, wo viele Hunde engen Kontakt miteinander haben, breiten sich Infektionen schnell aus, etwa auf Ausstellungen, Sportevents, Hundetreffen. Die Übertragung der Erreger erfolgt über Tröpfcheninfektion oder über die Luft. Gefährdet sind vorwiegend Hunde mit schwächelndem Immunsystem, was schon durch erhöhten Stress verursacht werden kann.

Der Patient zeigt vor allem hartnäckigen, trockenen Husten, daneben sind andere Erkältungssymptome möglich. Die Infektionen verlaufen selten dramatisch und haben eine gute Heiltendenz. Wegen der hohen Ansteckungsgefahr sollte man den Kontakt zu anderen Hunden einschränken. Leichte Erkrankungen heilen innerhalb von ein bis zwei Wochen von alleine aus. Dabei helfen Ruhe, Salbeitee mit Honig und immununterstützende Futterzusätze. Entwickelt das Tier Fieber oder zeigt ein schlechtes Allgemeinbefinden, wird therapeutische Hilfe gebraucht.

Man kennt diverse Erreger für den Zwingerhusten, Impfstoffe gibt es gegen diese drei:

- das canine Adenovirus 2 (CAV-2)
- das canine Parainfluenzavirus Typ 2 (Pi oder CPiV-2)
- das Bakterium Bordetella bronchiseptica (B.b.)

CAV-2 ist uns schon einmal untergekommen. Wer seinen Hund gegen Hepatitis impfen lässt, weiß ihn automatisch gegen diesen Zwingerhustenerreger geschützt - das ist der Adenotyp mit der Kreuzimmunität.

In vielen Kombinationsimpfstoffen ist Pi (CPiV-2) enthalten, die Vakzine gegen das Parainfluenzavirus. Laut US-Empfehlungen schützt diese mindestens drei Jahre.

Bei der Impfung gegen Bordetella muss man, wie bei den anderen Immunisierungen gegen bakterielle Erreger, wieder von einer kürzeren Schutzdauer ausgehen und jährlich auffrischen. Dieser Impfstoff wird übrigens nicht injiziert, sondern als Nasentropfen verabreicht. Als Nebenwirkungen können Schnupfensymptome auftreten, besonders bei jungen Impflingen.

Wertung: Bei normaler Haltung ist eine Immunisierung gegen Zwingerhusten nicht notwendig. Ein umfassender Schutz gegen Erkrankungen des Zwingerhusten-Komplexes ist nicht möglich, da weitere Erreger grippale Infekte auslösen können. Manche Tierpensionen verlangen die Impfung, einige gehen sogar von einer maximalen Immunität von nur sechs Monaten aus.

Borreliose

Du hast im Zusammenhang mit Zecken schon viel über die Krankheit Borreliose erfahren. Wie bei den Leptospiren gibt es auch unter den Borrelien verschiedene Arten. Das macht die Impfung schwierig, denn es gelingt nicht, mit einem Serum gegen eine Art eine Kreuzimmunität auf andere Arten herzustellen. In den USA gibt es nur eine krankmachende Borrelienart, wodurch die Aufgabe der Immunisierung sehr einfach scheint. Aber auch dort hat sich herumgesprochen, dass die Impfung grundsätzlich problematisch ist und ziemlich überflüssig. Die Zahl der infizierten Hunde mag hoch erscheinen, es erkranken aber nur sehr wenige Tiere symptomatisch. Und bei diesen verläuft die übliche Antibiotika-Therapie fast immer erfolgreich.

In Deutschland sind Impfstoffe zugelassen gegen den in den USA einzig Schuldigen, Borrelia burgdorferi sensu stricto. Dieser ist aber hierzulande nur selten anzuklagen, hier sind andere Übeltäter am Werk. Daher ist die Anwendung von Mono-Impfstoffen gegen Borrelia burgdorferi sensu stricto abzulehnen. Gegen Borrelia afzelii und B. garinii, die viel häufiger für Erkrankungen bei Hunden sorgen, gibt es ebenfalls Vakzine. Da es sich um Ganzkeim-Seren handelt und die Wirkung noch durch Beigabe des Adjuvans Aluminiumhydroxid (s.u.) verstärkt werden soll, ist die Verträglichkeit bescheiden. So zeigen manche Hunde in den Wochen nach der Injektion Symptome, als wären sie an Borreliose erkrankt. Desweiteren gibt es Berichte von Überempfindlichkeitsreaktionen bis hin zum anaphylaktischen Schock. Der Virologe Roland Friedrich (Uni Gießen) warnt, dass eine Erkrankung bei bereits durch Borrelien infizierten Hunden durch die Impfung erst ausgelöst werden könnte. Aus diesem Grund empfiehlt auch die StIKo Vet: "Hunde, von denen anzunehmen ist, dass sie Kontakt zu Zecken hatten, sollten vor der Impfung mittels Antikörpernachweis auf eine eventuelle Infektion hin untersucht werden." Leider ist eine sichere Testung sehr aufwendig. Da die Dauer des tatsächlichen Impfschutzes vermutlich die angegebenen 12 Monate kaum erreicht, wird von der StIKo Vet außerdem geraten, eine Impfung im Frühjahr vorzunehmen, so dass der Titer mit Glück bis zum Ende der Zeckensaison hoch genug ist, das Tier zu schützen. Diese Ratschläge gelten natürlich nur für den Fall, dass jemand auf eine Impfung gegen die Borreliose drängt - als notwendig erachtet die Ständige Impfkommission die Immunisierung nicht.

Wertung: Weder die deutsche StIKo Vet noch der internationale Verband WSAVA halten die Borreliose-Impfungen für erforderlich, und die Medizinische Kleintierklinik der Uni München sagt dazu knapp und klar: "Nicht empfohlen". Den hohen Zahlen von infizierten Hunden und seltenen Fällen von tatsächlich durch Borrelien klinisch erkrankten Tieren stehen schlecht verträgliche Impfstoffe mit fragwürdiger Wirkung und Schutzdauer entgegen. Achte lieber auf effektiven Zeckenschutz und ein schlagkräftiges Immunsystem.

Canines Herpesvirus

Die Impfung gegen das Canine Herpesvirus (CHV-1) ist nur für Zuchthündinnen vorgesehen. Dabei wird nicht die Hündin selbst vor der Infektion geschützt. Das Ziel der Vakzine ist vielmehr die Bildung von Antikörpern, die von der Mutter auf die Welpen übertragen werden - denn diese sind durch das Herpesvirus besonders gefährdet.

Je nach Quelle sind bis zu 88 Prozent aller Hunde Virusträger. Nicht immer sind dabei Antikörper messbar, denn das Virus kann sich in Nervenknoten zurückziehen, wo es vom Immunsystem nicht erkannt wird. Trotzdem kann der Wirt die Erreger weiter verteilen. Die Infektion verläuft meist unbemerkt, mit milden Symptomen wie etwa einem leichten Schnupfen. Problematisch wird es, wenn sich eine Hündin während der Trächtigkeit infiziert. Das kann zum Absterben der Welpen und zum Abort führen. Gleich nach der Geburt ist Herpes für den ungeschützten Nachwuchs eine Gefahr. Das "Infektiöse Welpensterben" kann in den ersten drei Lebenswochen zu zahlreichen qualvollen Todesfällen führen, oder zum Verlust von Welpen ohne jegliche vorherige Symptomatik.

Standard sind zwei Impfungen: Die erste ist während der Läufigkeit zu geben oder sieben bis zehn Tage nach dem Decktermin. Die zweite Injektion erhält die Hündin ein bis zwei Wochen vor dem voraussichtlichen Wurftag.

Wertung: Bei der einzigen in Deutschland zugelassenen Vakzine handelt es sich um einen Totimpfstoff. Als Wirkverstärker ist Paraffin beigesetzt, das für keinen Humanimpfstoff zugelassen ist. In der - womöglich trächtigen - Hündin möchte man das Zeug eigentlich auch nicht wissen, wenn man im Beipackzettel die Warnung für das tierärztliche Personal liest: "Eine versehentliche Injektion kann starke Schmerzen und Schwellungen verursachen, insbesondere bei einer Injektion in ein Gelenk oder einen Finger, und kann in seltenen Fällen zum Verlust des betroffenen Fingers führen."

Daher ist es sinnvoll, eine für die Zucht vorgesehene Hündin auf Herpes-Antikörper untersuchen zu lassen, und die Impfung nur bei negativem Testergebnis zu realisieren.

Hautpilz (Dermatophytose)

Die Impfung gegen Dermatophytose ist nicht nur als Schutz vor einer möglichen Infektion zu verstehen (der sowieso nur gering ausfallen kann), sondern wird viel häufiger als Therapieunterstützung eingesetzt. Als Anwendungsgebiet liest man im Beipackzettel "zur aktiven Immunisierung (...) gegen Dermatophytosen (...) zum Zwecke der Reduktion des Risikos einer klinischen Infektion (...) sowie als therapeutische Maßnahme zur Beschleunigung der Abheilung der klinisch sichtbaren Hautveränderungen (...)". Erhältlich ist ein Serum mit nur einem Stamm der Gruppe Mikrosporie (und Aluminiumhydroxid, Schutzdauer ein Jahr) sowie eine Vakzine mit inaktivierten Mikrokonidien (Pilzsporen) aus vier Mikrosporum- und vier Trichophyton-Stämmen (Schutzdauer neun Monate).

Wertung: Hautpilze haben meist eine schwache Körperabwehr als Ursache und lassen sich durch entsprechende Methoden zur Stärkung des Immunsystems, Hygiene und topische Maßnahmen gut kontrollieren. Bei schweren und therapieresistenten Dermatophytosen ist es vielleicht einen Versuch wert, die Heilung durch die Pilzimpfung zu beschleunigen. Die Ergebnisse in der Praxis sind allerdings widersprüchlich, und selbst in der Produktinformation steht: "Eine mögliche Verschlechterung der klinischen Symptomatik der Dermatophytose nach therapeutischer Impfung ist nicht auszuschließen". Als prophylaktische Maßnahme wird die Pilzimpfung von keinem Gremium empfohlen.

Leishmaniose

Diese gehört zu den Mittelmeerkrankheiten. Im Prinzip kann sich ein Hund in Deutschland mit diesem parasitären Einzeller nicht anstecken, denn nur die wärmeliebende Sandmücke (Phlebotominae) kann ihn von infizierten Lebewesen übertragen. Und diese Mücken leben nicht im kühlen Deutschland - jedenfalls bis vor wenigen Jahren. Die globale Erwärmung ist vermutlich schuld, dass inzwischen vereinzelt Sandmücken schon in Mitteldeutschland überleben können.

Es gibt bisher sehr wenige Leishmaniosefälle bei Hunden, die nachweislich nie im Süden oder Südosten Europas waren. Daher besteht keine Veranlassung, hierzulande sein Tier per Impfung gegen die Erkrankung zu schützen. Beide derzeit in Deutschland zugelassenen Impfungen bieten nur einen sehr unzureichenden Schutz und verursachen häufig unangenehme Impfreaktionen.

Eine hohe Infektionsgefahr besteht für Hunde, die von ihren Haltern mit in den Urlaub genommen werden. Besonders im Mittelmeerraum ist die Durchseuchung hoch, auf Sizilien gelten bis zu 80 Prozent der Hunde als infiziert, in Andalusien 42 Prozent. Die Impfung kann den Schutz des Hundes vor Sandmücken nicht ersetzen, sondern allenfalls ergänzen. Am sichersten ist der Hund, wenn er zu Hause bleibt.

Übersicht: Empfehlungen Impfintervalle für erwachsene Hunde nach abgeschlossener Grundimmunisierung.
Fettkursiv = Core-Impfungen

	StIKo Vet	Uni München	WASVA
Parvovirose (CPV)	*Alle 3 Jahre*	*Alle 3 Jahre oder nach Antikörpermessung*	*Nicht öfter als alle 3 Jahre*
Staupe (D)			
Hepatits (HCC)		Nur bei Bedarf, alle 3 Jahre oder nach Antikörpermessung	
Tollwut	*Nach Hersteller-angabe / lt. Tollwut-VO*	*Nach Hersteller-angabe / lt. Tollwut-VO*	*Nach Vorschrift*
Leptospirose	*Alle 12 Monate*	*Alle 12 Monate, möglichst im Frühjahr*	Nur bei hoher Exposition, Warnung vor UAW
Parainfluenza	Nur bei Bedarf	Bei Bedarf, alle 3 Jahre	Nur bei Bedarf
Bordetella	Nur bei Bedarf		Nur bei Bedarf
Herpes (CHV-1)	Nur während Zucht	Nur während Zucht	
Leishmaniose	Nur bei Bedarf	Nur bei Bedarf	
Borreliose	Alle 12 Monate vor Zeckensaison	Nicht empfohlen	Nur bei hoher Exposition
Dermatophytose	Nur bei Bedarf	Nicht empfohlen	

Hinweis: Es gibt in Deutschland keine gesetzliche Impfpflicht für Hunde

Additive

Der Eine veröffentlicht eine Studie mit hieb- und stichfesten Beweisen. Der Andere weist dem Ersten Verfahrensfehler und methodische Schwächen nach und bringt eine Gegenstudie. Deren Validität wird selbstverständlich vom Ersten in Frage gestellt... Der Laie versteht nur Bahnhof, ist aber spätestens jetzt misstrauisch und verunsichert.

Die leidenschaftlich geführte Diskussion über die Schädlichkeit von Impfungen im Allgemeinen und einige Zusatzstoffe im Besonderen hat auf jeden Fall der Impfcompliance erheblich geschadet. Das bedauern vor allem Pharmazeuten und Tierärzte. Bestimmt sehnen sich manche von ihnen nach der guten alten Zeit, als Patienten hinter dem Arztkittel noch etwas Göttliches sahen und blindlings auf alles vertrauten, was der studierte Herr Doktor anordnete.

Heute beobachtet man bei manchen Zeitgenossen das krasse Gegenteil: Was Ärzte, wissenschaftliche Gremien, Journalisten oder Pharmaunternehmen von sich geben, ist bei Nichtgefallen grundsätzlich als falsch bis gefährlich anzusehen, bis jemand das Gegenteil beweist. Womit wir wieder bei den Studien wären...

Man kann alles auf die Spitze treiben, doch jede Übertreibung birgt Gefahr, bald als unglaubwürdig dazustehen. Ich meine allerdings, dass man kritisch sein, sich von verschiedenen Seiten informieren lassen und auch mal eigene Rückschlüsse ziehen darf und soll. In diesem Sinne versuche ich mal die Sachlage zu den Zusatzstoffen in Impfseren darzustellen. So subjektiv, wie es bei Menschen eben üblich ist, aber so objektiv wie möglich.

Thiomersal

Das Biozid Ethyl-Quecksilber-Thiosalicylat, so die komplette Bezeichnung, wird als Konservierungsmittel eingesetzt. Es schützt Impfstoffe und andere Medikamente vor mikrobiellem Verderb; schon niedrige Konzentrationen erzielen eine bakteriostatische und fungistatische Wirkung. Thiomersal geriet ab den 1980er Jahren in den Verdacht, für die steigende Zahl der diagnostizierten Autismus-Fälle verantwortlich zu sein. Es begannen leidenschaftliche Debatten, in denen sich Impfgegner und -befürworter die widersprüchlichen Ergebnisse unzähliger wissenschaftlicher Studien um die Ohren hauten. Denn Thiomersal besteht zu 54 % seines Molekülgewichtes aus Quecksilber - einem der giftigsten Stoffe auf der Erde. Es wirkt unter anderem neurotoxisch, schädigt also irreversibel das periphere und zentrale Nervensystem. Eine Vergiftung zeigt sich unter anderem durch Symptome wie Übelkeit, Nervosität, Reizbarkeit, Seh- und Hörstörungen, Zittern, Bewegungs- und Koordinationsstörungen bis hin zu Lähmungen, aber auch Verhaltensänderungen. Zudem kennt man Quecksilber als starkes Allergen, das bei Impfungen Hautreaktionen und sogar einen Schock auslösen kann. Untersuchungen zeigen, dass Quecksilber Autoimmunerkrankungen sowie Langzeitschäden an Leber und Nieren auslösen kann.

Wegen seiner hohen Toxizität haben die Behörden sehr niedrige Grenzwerte für Menschen festgesetzt. So limitiert der Gemeinsame Sachverständigenausschuss der Ernährungs- und Landwirtschaftsorganisation der UN (Vereinte Nationen) und der WHO (Weltgesundheitsorganisation) die tolerierbare Aufnahme von organischem Quecksilber (Methylquecksilber) auf 1,6 Mikrogramm (µg) pro Kilogramm Körpergewicht und Woche. Ein Erwachsener mit 60 Kilo sollte somit nicht mehr als knapp 100 µg Quecksilber in der Woche zu sich nehmen. Die amerikanische Umweltschutzbehörde (EPA, Environmental Protection Agency) liegt in ihrer Empfehlung für eine maximale Aufnahme von 0,7 µg pro Kilogramm Körpergewicht und Woche sogar noch weit darunter.

In einigen Leptospirose- und Tollwut-Impfstoffen finden sich 0,1 mg (= 100 µg) Thiomersal, was rund 50 µg Ethylquecksilber enthält. Die Autorin Monika Peichl, kritischen Tierhaltern durch ihre Ratgeber zu Haustierimpfungen bekannt, rechnet vor: "Ein Hundewelpe, der gemäß dem derzeit in Deutschland propagierten Maximal-Schema grundimmunisiert wird, erhält in den ersten vier bis fünf Lebensmonaten bis zu fünfmal je etwa 100 µg Thiomersal, die den inaktivierten Bestandteilen der Kombinationsvakzinen oft beigegeben sind, also den Lepto- und Tollwutimpfstoffen. Das addiert sich auf bis zu 250 µg Ethylquecksilber." Das betrifft Welpen sehr großer wie sehr kleiner Rassen gleichermaßen. Monika Peichl schreibt auch: "Manche Forscher halten Nervenschäden schon bei 10 µg/kg für möglich. Bei Zusatzbelastung von anderen Schwermetallen wie Blei oder Aluminium kann sich die Toxizität erhöhen."

Das Risiko für Vergiftungssymptome steigt mit der Anzahl der verabreichten Impfungen nicht zuletzt, weil sich organische Verbindungen von Quecksilber im Körper anreichern können, denn sie werden erst nach Monaten bis Jahren wieder ausgeschieden. Weiterhin macht diese Stoffe gefährlich, dass sie problemlos die Blut-Hirn-Schranke überwinden. Dies ist alles für Methylquecksilber erwiesen. Mangels spezifischer Untersuchungen werden viele Daten auf den damit eng verwandten in Thiomersal befindlichen Stoff übertragen. Laut der Veröffentlichung "Thiomersal und Impfungen" des Paul-Ehrlich-Instituts (PEI) aus dem Jahr 2004 (Springer Medizin Verlag) ist jedoch "die Eliminationshalbwertzeit von Ethylquecksilber viel niedriger als die von Methylquecksilber. Offenbar wird Ethylquecksilber aus dem Körper schneller ausgeschieden". Angesichts einer sehr dünnen Studienlage stellt sich aber die Frage, ob es sich hier wirklich um Wissen oder doch mehr um Wunschdenken handelt. Denn an anderer Stelle findet das PEI wieder in einer Publikation von Westphal und Hallier "Grund zu der Annahme, dass intramuskulär verabreichtes Thiomersal ein Depot bildet". Danach könne Thiomersal in den an der Impfstelle auftretenden Konzentrationen bereits erbsubstanzschädigende Effekte haben.

Dennoch - der Tierarzt und Blogautor Ralph Rückert "lacht sich eins über die grassierende Paranoia. (...) Wenn Sie Ihrem Vierbeiner Dosen oder Trockenfutter mit Fischanteil kaufen, bekommt er mit jeder Mahlzeit mehr Quecksilber ab als mit der einen Impfdosis einmal im Jahr." Nun ja, mit jeder Mahlzeit eher nicht - die österreichische AGES hat in von 2007 bis 2015 durchgeführten Lebensmitteluntersuchungen festgestellt, dass "Forelle, Saibling, Karpfen, Lachs, Alaska-Seelachs, Sprotten, Sardinen, Heringe, Pangasius und Tilapia mit durchschnittlich 10 - 40 µg/kg gering belastet" sind. Aber das summiert sich bei regelmäßiger Fütterung, denn hier handelt es sich tatsächlich um Methylquecksilber.

Vermutlich bleibt für das Gros der Impflinge eine nicht zu häufige Thiomersal-Verabreichung ohne nennenswerte Folgen. Das PEI zog 2004 in seiner Veröffentlichung diesen Schluss: "Die epidemiologischen Studien weisen nicht auf einen Zusammenhang zwischen neurodegenerativen Entwicklungsstörungen und thiomersalhaltigen Impfstoffen."

Man darf aber nicht die individuelle Sensibilität ignorieren. Laut Umweltbundesamt kann "bei genetischer Disposition" schon eine geringe Quecksilberkonzentration zu immunologischen Reaktionen führen. Ob ein Individuum so reagiert, weiß man leider immer erst, wenn es zu spät ist. Und ganz von der Ungefährlichkeit von Thiomersal ist offenbar kaum jemand überzeugt. Sicherheitshalber wurden für Impfungen bei Säuglingen und Kindern in den letzten 30 Jahren Alternativen entwickelt, die ohne die Quecksilberverbindung auskommen. In vielen Tierimpfstoffen aber sind diese Konservierungsstoffe weiterhin enthalten.

Als Konsequenz lande ich wieder bei der Minimallösung, für die ich mich an anderer Stelle, aus anderen Gründen, ebenfalls ausspreche: So wenig wie möglich impfen und dem Stoffwechsel bei der Ausleitung der toxischen Zusatzstoffe helfen.

Aluminiumhydroxid

Ein ausreichender Anstieg des Antikörpertiters nach der Impfung ist das entscheidende, weil messbare Wirksamkeitskriterium bei der Zulassung von Impfstoffen. Da bei manchen Impfstoffen der Gehalt der sogenannten Antigene ("abgeschwächte" Erreger oder Erregerbestandteile) nicht ausreicht, um eine zufriedenstellende Immunantwort zu provozieren, fügt man Verstärkerstoffe hinzu. Diese Adjuvantien sollen in der verwendeten Dosierung ungiftig sein, verursachen aber einen lokalen Gewebsreiz. Dadurch bleibt der Impfstoff länger im Gewebe und es werden mehr weiße Blutkörperchen aktiviert. Nach neuen Erkenntnissen verlängern Adjuvantien den Impfschutz nicht nur, sondern können ihn auch auf andere Erregervarianten verbreitern. Der Preis für die größere Sicherheit ist, dass sich häufiger Impfreaktionen zeigen. Diese zeigen sich als lokale Schwellungen, Verhärtungen an der Einstichstelle oder erhöhte Körpertemperatur. Derartige Symptome sind in der Regel harmlos und verschwinden innerhalb von wenigen Tagen von selbst.

Die meisten Lebendimpfstoffe kommen ohne Wirkungsverstärker aus. Anders sieht es bei Seren mit inaktivierten Erregern aus. So enthalten Tollwutimpfungen für Hunde immer noch Aluminiumhydroxid, während es für Katzen inzwischen einen adjuvantienfreien Impfstoff gibt - Resultat der häufigen Impfsarkome (s.u.), die man mit der zugesetzten Aluminiumverbindung in Zusammenhang brachte.

Zu Aluminiumhydroxid findet man eine ebenso verbissene Diskussion wie zu Thiomersal. Wer sucht, der findet Studienbeweise zur hundertprozentigen Ungefährlichkeit des Stoffes, und wer daran so gar nicht glauben mag, spürt schnell wissenschaftliche Untersuchungen zum zweifellosen Gegenbeweis auf.

Aluminium ist in unserer Umwelt omnipräsent. Es ist das dritthäufigste Element der Erdkruste, kommt im Trinkwasser ebenso vor wie in vielen Nahrungsmitteln. Enthalten Verpackungen oder Kochgeschirr Aluminium, löst es sich durch Säuren heraus und landet im Lebensmittel. Auch vielen Impfstoffen, Arzneimitteln und Kosmetika ist es zugesetzt. Ein Leben ohne Aluminium ist unmöglich. Irgendwann geriet es in den Verdacht, Nervenerkrankungen und Krebs zu verursachen. Auch Demenz solle eine Folge der Belastung mit dem Leichtmetall sein. Wer derartige Hinweise öfter wahrnimmt und dann realisiert, dass ein Impfstoff Aluminiumhydroxid enthält, macht sich natürlich Gedanken.

Prinzipiell kann Aluminium das Gehirn schädigen. In den 70er Jahren enthielten in den USA Dialyseflüssigkeiten einen hohen Anteil an Aluminiumsalzen. Viele Patienten reagierten mit Sprach- oder Bewegungsstörungen und anderen Symptomen, die an eine Demenz denken ließen. Unter anderem aufgrund dieser Beobachtung entstand die Vermutung, Alzheimer könnte durch Aluminium ausgelöst werden. Gestützt wird diese durch den Fund von Aluminium-Ablagerungen in den Gehirnen von Alzheimer-Kranken. Andererseits kennen Arbeitsmediziner die "Aluminiumlunge" von Beschäftigten, die dauerhaft hohen Aluminiumstaubmengen ausgesetzt sind - bei diesen findet man keine erhöhten Krebs- oder Demenzraten. Möglicherweise spielt eine Rolle, auf welchem Weg das Aluminium in den Körper eintritt. Es gibt bisher keine Langzeitstudien dazu, ob die Verabreichung via Injektion mehr oder weniger gefährlich ist, als die Aufnahme über Haut, Verdauungs- oder Atemtrakt. Man weiß aber schon, dass Aluminiumhydroxid an der Einstichstelle zu Gewebeveränderungen führen kann.

Wie immer und überall, entsteht das Gift erst durch die Dosierung. Aluminiumhydroxid ist auch in Humanimpfstoffen enthalten. Das könnte beruhigen, denn hier wird die Messlatte grundsätzlich viel höher gelegt als in der Tiermedizin. Tatsächlich ist für Menschen in Europa der Aluminiumgehalt für eine Impfstoffdosis auf 1,25 mg begrenzt. Laut PEI liegen die zugelassenen Impfstoffe mit einem Gehalt von 0,125 bis 0,82 mg sogar deutlich unter diesem Grenzwert. Das gilt für Menschen. In Leptospirose-Impfstoffen für Hunde findet man bis zu 2,2 mg Aluminiumhydroxid. Diese Dosis wird einem Drei-Kilo-Chihuahua genauso injiziert wie einem 80-Kilo-Mastino. Ob das immer so gesund ist?

Das PEI stellt online eine aktuelle Liste zugelassener Impfstoffe bereit. Darüber kannst du selbst recherchieren, in welchen Impfstoffen welche Zusatzstoffe enthalten sind.

Zugelassene Impfstoffe in Deutschland

Details zu den Produkten findest du auf diesem Pfad: www.pei.de -> Arzneimittel -> Tierimpfstoffe -> Hunde

Klick auf den Link in der rechten Spalte unter "Weitere Informationen". Landest du auf der Webeite von PharmNet.Bund, findest du oben links den Button "Fach- / Gebrauchsinformationen". Dort sind die Packungsbeilagen als PDF abrufbar.

Gelangst du (durch Klick auf einen Link mit der Bezeichnung "EPAR: xxx") auf die Seite der Europäischen Arzneimittelagentur EMA, findest du ebenfalls weitere Informationen über das Arzneimittel, leider nur in englischer Sprache. Die deutschsprachige Packungsbeilage findest du über die üblichen Suchmaschinen durch Eingabe des Produktnamens und "Packungsbeilage".

Allgemeine Informationen zu Impfungen

Tipps für den Mindestschutz

Der Markt gibt verschiedenste Impfkombi-Seren her, deren im Beipackzettel versprochene Schutzdauer sich immer am schwächsten Glied orientiert. Beispiel: Eine Kombination aus SHP-L4, also Staupe, Hepatitis, Parvovirose und Leptospirose. Da letztere maximal ein Jahr lang schützt, wird für die komplette Immunisierung das frühe Ablaufdatum eingetragen. Die Ausnahme gibt es bei Kombis mit Tollwut-Komponente. Der Tollwuteintrag steht im Impfpass auf Extra-Seiten und kann mit einer abweichenden Schutzdauer eingetragen werden, wenn die Zulassung es erlaubt.

Die anderen Einträge im Impfpass haben, wie schon erwähnt, keine verpflichtende Wirkung. Du kannst bei den Immunisierungen gegen die Viruserkrankungen Staupe, Parvovirose und Hepatitis davon ausgehen, dass sie mindestens drei Jahre, vermutlich weit länger schützen - auch wenn der Eintrag im Impfausweis etwas anderes aussagt. Willst du deinen Hund gegen Leptospirose impfen, lass ihm dagegen in den folgenden Jahren im Frühling einen Mono-Impfstoff injizieren (aber achte darauf, dass ein L4-Produkt verwendet wird).

Vor und nach der Impfung

Wenn dein Hund zum Zeitpunkt der geplanten Impfung nicht völlig gesund ist, bleib zu Hause. Dann darf er nämlich nicht geimpft werden. Dies gilt natürlich besonders für akute Infekte. Haustiere mit chronischen Erkrankungen werden in der Impfpraxis häufig behandelt wie gesunde Tiere. Gerade bei Tumor- und Autoimmunerkrankungen, Allergien und Anfallsleiden (Epilepsie) kann aber ein Eingriff ins Immunsystem äußerst unerwünschte Reaktionen auslösen. Ich als Tierheilpraktikerin rate bei chronisch kranken Patienten grundsätzlich von jeder Impfung ab, die nicht lebensnotwendig ist.

Überdies solltest du darauf achten, dass dein Hund zum Zeitpunkt der Immunisierung nicht unter Endoparasiten leidet. Plane also bei Verdacht einige Wochen vorher die Kotprobe ein, damit du - falls nötig - entwurmen kannst. Gerade bei Welpen kann eine starke Verwurmung die Impfwirkung verhindern, was die Grundimmunisierung gefährden könnte.

Grundsätzlich solltest du für die Tage nach einer Impfung keine großen Aktivitäten einplanen, sondern deinem Hund Ruhe gönnen und Stress vermeiden. Sein Immunsystem ist jetzt fast so gefordert, wie bei einer tatsächlichen Infektion, und braucht dafür alle Kraft.

Nebenwirkungen von Impfungen

Wer im Internet Informationen zu Impfnebenwirkungen sucht, wird auf Horrorgeschichten stoßen. Typische Berichte lesen sich so: "Mein Bello humpelt... OMG (Oh mein Gott), er wurde vor X Wochen geimpft, bestimmt kommt das davon, ICH MACHE MIR SOLCHE VORWÜRFE!" Du musst dir zunächst klarmachen, dass in den meisten Fällen nur Vermutungen geäußert werden. In manchen Kreisen ist es sehr angesagt, impfkritisch zu sein. Leider verursacht das an der gutgläubigen Peripherie mehr Panik als Aufklärung.

Bei jedem Medikament können Nebenwirkungen auftreten, davon sind auch Impfstoffe nicht ausgenommen. Kleine Hunde sowie Welpen reagieren grundsätzlich empfindlicher auf Impfungen als große, erwachsene Tiere. Untersuchungen in den USA weisen darauf hin, dass die Nebenwirkungs-

Gefahr wächst, je mehr Impfstoffe gleichzeitig verabreicht werden.

Was kann nach der Immunisierung auf dich - oder auf deinen Hund - zukommen? Recht häufig erscheinen an der Injektionsstelle lokale Schwellungen, die normalerweise innerhalb von wenigen Tagen verschwinden. Auch vorübergehende Mattigkeit und Appetitlosigkeit, Apathie, gelegentlich Fieber oder Gelenkschmerzen können auftreten. Das sind Zeichen dafür, dass sich das Immunsystem mit den Erregern auseinandersetzt. Im Normalfall ist spätestens nach zwei bis drei Tagen alles wieder gut.

Es gibt in sehr seltenen Fällen schlimmere Impfnebenwirkungen. So kann es zu allergischen Reaktionen kommen mit Urtikaria, Gesichts- oder Kopfschwellungen oder Erbrechen. Manche Tiere erleiden sogar einen allergischen Schock. Meistens sind dies Sofortreaktionen, und so wird man noch in der Tierarztpraxis umgehend Gegenmaßnahmen durchführen, die in der Regel schnell greifen. Allerdings können auch allergische Reaktionen erst Stunden nach der Injektion auftauchen. Hat ein Hund einmal eine derartige Situation durchlebt, würde ich von weiteren Impfungen möglichst absehen. Ein anaphylaktischer Schock kann zum Tod führen.

Schwieriger als Impfnebenwirkung nachweisbar sind Erkrankungen, die erst lange nach der Verabreichung auftreten. Wenn ein Hund eine Polyarthritis oder eine Autoimmunerkrankung entwickelt, fehlt natürlich der zeitliche Zusammenhang zu einer Impfung, die vor Wochen gegeben wurde. Daraus resultiert der ewig währende Streit, wie "gefährlich" Impfungen tatsächlich sind. Doch nicht jeder Tierarzt streitet das Risiko ab. Blog-Autor Tierarzt Rückert schreibt: "Für den Hund wird ein Zusammenhang zwischen bestimmten Impfungen (Leptospirose?) und immunvermittelten Krankheiten wie zum Beispiel der Autoimmunen Hämolytischen Anämie (AHA) zumindest diskutiert. Da reden wir von sehr schlimmen und absolut lebensbedrohlichen Krankheiten, die man keinem wünschen möchte. Andererseits: Für einen Haustierarzt wie mich, der im Jahr weit über 5000 Patienten sieht, können viele Jahre vergehen, bis er mal wieder eine AHA auf den Tisch bekommt. In Anbetracht der Tatsache, dass so gut wie jeder meiner Patienten auch geimpft ist, ist das natürlich nichts, weswegen man panisch werden müsste."

Bei Katzen ist der Begriff Impfsarkom bekannt; es handelt sich um bösartige Tumore an Impf-Injektionsstellen. Diese gibt es auch bei Hunden, glücklicherweise aber sehr viel seltener. Stellst du an der Stelle, wo der Tierarzt die Spritze gesetzt hat, einen Knubbel oder eine Verhärtung fest, behalte dies im Auge. Normalerweise bildet er sich von selbst zurück - wenn er aber wächst, lass ihn untersuchen.

Häufigkeit von Nebenwirkungen

Glaubt man den offiziellen Zahlen des PEI über Meldungen zu Impf-UAW, fragt man sich unweigerlich, was die ganze Diskussion über die Sicherheit von Impfungen überhaupt soll. Leider entspricht diese Statistik nicht der Wirklichkeit - weil nämlich die meisten Auffälligkeiten nie gemeldet werden.

Die Autorin Monika Peichl verlor eine ihrer Katzen an einem Impfsarkom - das war ihr Auslöser für umfangreiche Recherchen zum Thema Haustierimpfungen, die in mehreren Büchern und einem viel zitierten Online-Blog (haustierimpfung-mit-verstand.de) mündeten. Um die quantitative Diskrepanz zwischen UAW-Meldungen und tatsächlichen Fällen zu belegen, führt sie in ihrem Buch "Hunde impfen: Der kritische Ratgeber" mehrere Beispiele an: "Dr. Martin Kessler, Spezialist für Krebserkrankungen bei Tieren, hat für das Jahr 2000 auf Basis der Einsendungen bei fünf deutschen veterinärpathologischen Instituten eine Zahl von mehr als 1500 Impfsarkomen ermittelt. (Zu beachten ist, dass dies nur die Angaben aus fünf Veterinärpathologien sind - andere Institute hatten ihre Zahlen nicht mitgeteilt.)" Dem gegenüber stellt Peichl die Meldungen zu Impfsarkomen an das Paul-Ehrlich-Institut (PEI). Danach weist der Bericht für die Jahre 1998 bis 2002 "gar keine Impfsarkom-Meldungen aus, aufgeführt sind lediglich 45 nicht näher spezifizierte 'lokale Reaktionen'".

Anderes Beispiel: 2005 seien dem PEI 77 Fälle von UAW bei Hunden gemeldet worden (mit 104 betroffenen Tieren). Nimmt man nur drei Millionen Impfungen für das Jahr an, ergibt das eine Nebenwirkung auf 30.000 Impfungen. Beruhigend wenig. Demgegenüber steht eine umfangreiche UAW-Studie von George Moore aus dem Jahr 2005. Bei der Auswertung von Daten einer großen amerikanischen Tierklinikkette kam sein Team auf eine UAW-Quote von 0,39 Prozent. "Aus Moores Daten", verdeutlicht Monika Peichl, "ergibt sich eine Häufigkeit von einer Impfnebenwirkung auf 263 Hunde. Das kontrastiert doch sehr stark mit der deutschen Quote von 1 zu 30.000."

Was ich schon in den vorherigen Buchteilen ausführte, gilt auch hier: UAW bei Impfungen können und sollten auch vom Patientenbesitzer an das PEI gemeldet werden. Schon eine Vermutung reicht.

Die Moore-Studie ergab noch einige für jeden Hundehalter interessante Details. So zeigte sich eine deutlich höhere Empfänglichkeit für Nebenwirkungen bei jungen Hunden bis zu zwei Jahren. Grundsätzlich zeigten sich bei allen Impflingen mehr unerwünschte Reaktionen, je mehr Impfstoffe simultan verabreicht wurden. Überzeugend stellte sich dar, dass kleine Hunde ein deutlich höheres UAW-Risiko haben als größere. Monika Peichl: "Hunde mit einem Gewicht unter zehn Kilogramm hatten doppelt so viele Nebenwirkungen wie Hunde mit einem Körpergewicht ab zehn Kilogramm. (...) Die kleinen Rassen führten in der Moore-Studie klar bei der UAW-Häufigkeit." Auch beim Paul-Ehrlich-Institut werden besonders viele unerwünschte Impfreaktionen bei Mini-Hunden wie Chihuahua und Mops gemeldet. Wissenschaftler vermuten, dass dies an der relativ zum Körpergewicht größeren Dosis liegen könnte.

Krank trotz Impfung?

Hunde können aus verschiedenen Gründen an der Seuche erkranken, gegen die sie geimpft sind. In seltenen Fällen erkrankt der Impfling durch den Impfstoff selbst. Das kann bei Lebendimpfstoffen an einer unzureichenden Abschwächung der Erreger liegen oder an einer ungenügenden Immunabwehr des Hundes. Impferkrankungen können bei sehr jungen oder vorerkrankten Tieren auftreten (weswegen nur gesunde Hunde immunisiert werden dürfen).

Einen Impfdurchbruch nennt man eine Erkrankung trotz Impfung. Möglicherweise wurde der Impfstoff zu stark abgeschwächt, so dass er zu keiner Immunantwort und infolgedessen zu keinem Schutz mehr führt. Auch können Seren durch Fehler bei Transport oder Lagerung unwirksam werden. Impfdurchbrüche können außerdem bei extrem starkem Erregeraufkommen (z.B. Seuchenausbruch im Tierheim) passieren.

Häufiger ist ein unzureichender Schutz aufgrund von zu vielen verschiedenen Erregerstämmen (die sich außerdem ständig verändern können), gegen die nicht alle geimpft werden kann. Das betrifft zum Beispiel Leptospirose und Borreliose. Beim Zwingerhusten wird nur gegen einen Teil der bekannten Erreger geimpft, weswegen auch hier kein umfassender Schutz möglich ist.

Schließlich gibt es noch die sogenannten Non-Responder. Das sind Tiere (oder Menschen), deren Immunsystem nach einer Impfung keine oder zu wenig Antikörper bildet. Die Gründe dafür sind unbekannt, feststellbar ist das Phänomen nur durch eine Titermessung. In der Humanmedizin wird dann nachgeimpft, zur Not auch mehrmals. Damit holt man immerhin noch über die Hälfte der bisherigen Non-Responder ab. Erst nach der sechsten erfolglosen Impfung wird aufgegeben.

Nach Haustierimpfungen führt man in der Regel keine Überprüfung durch. Manche Züchter lassen den Impferfolg bei Welpen messen, um überflüssige Wiederholungen zu vermeiden. Spricht ein Tier ungenügend auf die Immunisierung an, hilft vielleicht der Wechsel auf ein anderes Produkt eines anderen Herstellers. Es gibt aber genetisch bedingt totale Impfversager.

Welpenimpfungen

Die offizielle Empfehlung der StIKo Vet zu Welpenimpfungen sieht so aus:

Grundimmunisierung	
Als Grundimmunisierung der Welpen gelten alle Impfungen in den ersten beiden Lebensjahren.	
Im Alter von:	**Impfung gegen:**
8 Lebenswochen	Parvovirose, Staupe, Leptospirose, (HCC)
12 Lebenswochen	Parvovirose, Staupe, Leptospirose, (HCC), (Tollwut)
16 Lebenswochen	Parvovirose, Staupe, (HCC)
15 Lebensmonaten	Parvovirose, Staupe, Leptospirose, (HCC), (ggf. Tollwut)

In ihren ersten Lebenswochen sind Hundewelpen gut vor diversen Infektionserkrankungen geschützt. Die Mutter gibt mit der Muttermilch schützende Antikörper weiter an den Nachwuchs. Nach und nach vermindert sich der Nestschutz, das welpeneigene Immunsystem aber ist noch in der Entwicklung und bietet in den nächsten Wochen und Monaten nur unzureichende Sicherheit. Jetzt ist der Moment gekommen, in dem eine Impfung die spezifische Abwehr aufstellen sollte. Nur: solange noch maternale Antikörper vorhanden sind, verhindern diese eine Impfwirkung. Und da Hunde Individualisten sind, blockieren die mütterlichen Schutzstoffe beim einen Hundekind nur bis zur 8., beim anderen aber bis zur 10. oder (selten) sogar 16. Lebenswoche die Immunisierung aus der Spritze. Das ist der Grund, warum die Welpenimpfungen mehrmals gegeben werden: In der 8., 12. und 16. Woche.

Wer seinem Welpen diese vielen Mehrfachimpfungen nicht zumuten möchte, kann feststellen lassen, ob noch maternale Antikörper vorhanden sind. Lass mit sechs Wochen, also vor der 1. Impfung, den Titer von Parvovirose und evtl. Staupe messen. Dem Labor ist die Halbwertszeit derselben bekannt. So lässt sich errechnen, wann der Nestschutz verschwunden und der ideale Impfzeitpunkt sein wird. Es reicht die Analyse bei einem Welpen aus dem Wurf. Du kannst mit dieser Methode deine Welpen mit nur einer Impfung grundimmunisieren.

Da Hepatitis kaum noch vorkommt, würde ich die Erstimmunisierung auf Parvovirose und Staupe beschränken. Frag deinen Tierarzt bei der Terminvereinbarung, ob er diese Zweierkombi hat. Grund: Je weniger Impfstoffe gemeinsam verabreicht werden, desto größer ist die Chance auf eine gute Immunantwort und desto kleiner ist das Risiko für UAW.

Zwei Wochen nach erfolgter Impfung kann durch eine erneute Titer-Untersuchung das Ergebnis der Impfung geprüft werden. Bei positivem Titer kannst du auf weitere Staupe- und Parvo-Impfungen verzichten. Dann braucht dein Welpe nur ab der 12. Woche die einmalige Tollwutimpfung. Achte drauf, die Impfung nicht während des Zahnwechsels durchzuführen, da dies für den Junghund eine anstrengende Zeit ist, in der man das Immunsystem nicht zusätzlich belasten möchte.

Eine andere Empfehlung lautet, zwei bis drei Wochen nach der 2. Impfung (12. Woche) den Antikörper-Titer bestimmen zu lassen. Laut verschiedener Untersuchungen zeigen dann schon rund 90 Prozent der Welpen Immunität, was bedeutet, dass neun von zehn Hundekindern in der 16. Woche eine Wiederholungsimpfung verabreicht wird, die nicht notwendig ist - und gerade junge Hunde haben ein erhöhtes Risiko für unerwünschte Nebenwirkungen. Ein Restrisiko aber bleibt, dass bei einem sehr kleinen Anteil der Welpen noch vorhandene maternale Antikörper vortäuschen, die Impfungen hätten bereits angeschlagen. Die Tests können nicht zwischen maternalem oder Impftiter unterscheiden.

Spezialfall Zucht

Immer wieder gibt es die Diskussion, ob eine Hündin vor dem Belegen zusätzlich mit den Core-Impfungen immunisiert werden sollte. Hintergrund ist, dass dadurch ihre eigenen Titer ansteigen und sie mehr maternale Antikörper an die Welpen übertragen und somit den Nestschutz verbessern kann.

Diese Eins-zu-Eins-Übertragung funktioniert aber nicht unbedingt. Hat die Hündin bei der Nachimpfung noch einen hohen Antikörperspiegel, kann der die Wirkung sogar blockieren. Am sichersten ist es, rechtzeitig den Titer zu messen und nur zu impfen, wenn dieser sehr niedrig oder negativ ist. Auf keinen Fall sollte man aber während der Trächtigkeit immunisieren (Ausnahme: Herpes).

Titermessungen

Wenn es sich um längere Intervalle als die von der Impfkommission empfohlenen handelt, ist die Unsicherheit bei Tierhaltern verständlich. Doch auch viele Veterinäre haben die Dreijahres-Intervalle der geltenden Leitlinie noch nicht verinnerlicht - zu lange war der bedingungslose Jahresrhythmus heilige Kuh und Berufsstandard zugleich. Sich über die neuen StIKo-Empfehlungen hinaus wagen möchte denn auch kaum keiner. Veterinär Ralph Rückert: "Es sollte keinem Tierarzt vorgeworfen werden, wenn er sich an die Leitlinien der StIKo Vet hält und noch längere Impfintervalle als verfrüht und zu riskant ablehnt. Jeder hätte gern berufliche Rechtssicherheit, und die ist mit dem genauen Befolgen der StIKo-Leitlinien weitgehend zu bekommen."

Es steht dir aber frei zu entscheiden, auf empfohlene Impfungen zu verzichten oder sie hinauszuschieben. Denk dran: Es ist weder Wunschdenken noch spinnerte Idee, dass Impfungen über lange Zeit schützen. Schon 2003 gab es in den USA eine Richtlinie zu Impf-Intervallen, in der die in Studien festgestellte tatsächliche Immunitätsdauer so angegeben wurde: Staupe, Parvo und Hepatitis *mindestens* sieben Jahre, Tollwut und Canines Parainfluenzavirus *mindestens* drei Jahre. Die Bedeutung von "mindestens" lautet: auf keinen Fall weniger als. (Das wird ja bei vielen Menschen in Zusammenhang mit dem Mindesthaltbarkeitsdatum chronisch missverstanden - "Ich werfe den Joghurt dann weg!". Ein Hoch auf die Lebensmittelverschwendung! Das nur nebenbei.) Bei Impfungen gegen andere als virale Erreger wurde in der Richtlinie *höchstens* ein Jahr angegeben.

Wer eine Auffrischimpfung gegen die wichtigen Viruserkrankungen (Core-Impfungen) nicht geben und trotzdem Sicherheit haben möchte, kann den Titer messen lassen. Dieses Vorgehen war auch Grundlage vieler Studien zum Nachweis, dass die Antikörper über die zwölf Monate hinaus viele Jahre im Blut zirkulieren, was zu den erweiterten Zulassungen führte. Die Medizinische Kleintierklinik der Ludwig-Maximilians-Universität München empfiehlt übrigens ebenfalls, vor Core-Auffrischimpfungen den Titer messen zu lassen und nur bei fehlenden Antikörpern die Immunisierung zu erneuern.

Damit wären wir wieder bei der am Kapitelanfang gestellten Frage nach Titermessungen beim Menschen. Selbst
bei einem der gefürchteten Masernausbrüche in der Umgebung ruft kein Gesundheitsministerium die Bürger zum Rap-
port, um den Impfschutz zu überprüfen. Wer als Kind grundimmunisiert wurde, gilt als lebenslang geschützt. Das Masern-
Virus ist übrigens ein enger Verwandter des Staupe-Erregers.
Auch bei experimentellen Testinfektionen an Hunden zeigte
sich, dass einmal geimpfte Tiere selbst bei nicht mehr vor-
handenen Antikörpern (was Jahre nach einer Impfung möglich ist) bei Kontakt mit dem Erreger nicht erkrankten. Sie
sind mithilfe des Immungedächtnisses geschützt. Am wichtigsten ist eine korrekt abgeschlossene Grundimmunisierung.

Alte Tiere öfter impfen?

Müssen alte Hunde öfter geimpft werden? Schwächelt ihr
Immunsystem? Das zumindest führen Impfbefürworter gerne
an. Tierarzt Dirk Schrader aus Hamburg aber beobachtet dies:
"Ältere Katzen und Hunde werden (nach einer vom Tierarzt
durchgeführten Schutzimpfung) plötzlich krank – sehr krank."
Seine Erklärung: "Wenn Sie ein altes Tier impfen, dann kann
es passieren, dass das ebenso alte Immunsystem kollabiert
und seine Funktion aufgibt." Es gibt es keinen Grund, dem
Seniorhund zusätzliche Immunisierungen zu verpassen.
Langzeitstudien in den USA zeigen zum Beispiel, dass Schutz
gegen SHP extrem lange besteht: Bis zu 15 Jahre persistie-
rende Antikörper wurden nachgewiesen.

Fazit Impfungen

Vermutlich habe ich mal wieder alle enttäuscht. Die Impfgegner, weil ich nicht in ihrem Sinne ein "Auf keinen Fall impfen!" ausspreche. Die Hardcore-Impfer, weil ich die Empfehlungen der StIKo Vet nicht bedingungslos anwenden mag (wie auch die Münchner Kleintierklinik ihre eigene Sicht der Dinge vertritt und veröffentlicht). Alle anderen, weil ich ihnen die Entscheidung nicht abnehme. Letzteren hilft vielleicht folgende Zusammenfassung zur Frage "Ob oder Ob nicht":

- Ein Nebenwirkungsrisiko ist vorhanden, aber man sollte es nicht dramatisieren.
- Um das Risiko für UAW zu minimieren, sollte man so wenig wie möglich impfen.
- Um einen langanhaltenden Schutz durch die Impfung zu erreichen, dürfen ausschließlich gesunde und parasitenfreie Tiere geimpft werden.
- Aus dem gleichen Grund sind möglichst wenig Impfstoffe zeitgleich zu verabreichen. Fahr lieber öfter zum Tierarzt und lass Mono-Produkte oder maximal Zweier- oder Dreier-Kombis geben.
- Auf Impfungen ganz zu verzichten, birgt ein hohes Risiko. Staupe und Parvovirose sind weiterhin ein Thema in Deutschland (und ich habe leider schon Welpen an Parvo verenden sehen. Das willst du nicht erleben).
- Bei einem positiven Antikörpertiter muss nicht geimpft werden.

Wer noch viel tiefer ins Thema Impfen einsteigen will, dem empfehle ich die Bücher von Monika Peichl. Von ihr stammt auch diese abschließende Bemerkung: "Übrigens ließ in den 50er Jahren die Fachliteratur verlauten, dass eine grundimmunisierte Katze fürs ganze Leben geschützt ist (und das Immunsystem von Hunden tickt nicht anders). Seitdem wurden nach Angaben der Pharmaindustrie die Impfstoffe immer wieder verbessert. Die Wirksamkeit aber liegt nach deren Angaben nur noch bei einem bis drei Jahren. Noch Fragen?"

Das Finale - ein alter Witz
"Na, Fritzchen, weißt du denn auch, wogegen ich dich geimpft habe?" - "Klar - gegen meinen Willen!"

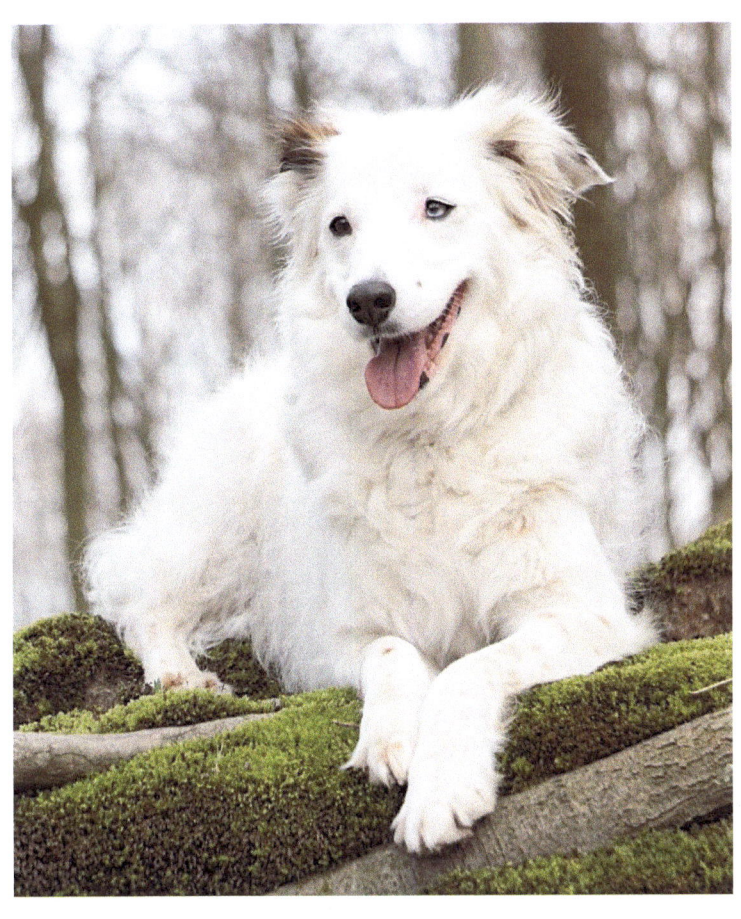

Teil IV
Entgiftung –
Großreinemachen
und Sanierung

Manchmal geht es nicht ohne Chemie oder Medikamente. Ich rate dir wie meinen Patientenbesitzern grundsätzlich, deswegen nicht panisch zu werden. Natürlich ist es sinnvoll, den Einsatz chemischer Prophylaxemittel, und damit eine eventuelle toxische Organbelastung, so stark wie möglich zu limitieren. Aber wie sagt der Friese? Wat mutt dat mutt. Und wie sagt der Pragmatiker? So oft wie nötig - so selten wie möglich.

Bei starker Verwurmung kommt man kaum um ein herkömmliches Antiparasitikum herum. Und heftiger Flohbefall ist nur mit sehr viel Aufwand unter Kontrolle zu bekommen, wenn man auf die Chemie verzichten will. Es landen leider häufig Hunde (und Katzen) in Tierarztpraxen, bei denen wochen- oder gar monatelange Bemühungen mit alternativen Mitteln nur zu einer weiteren Ausbreitung der Plagegeister geführt haben. Das ist eine Qual für das Tier - und für die Halter. Und das kann gefährlich werden. Deswegen: Lieber rechtzeitig die Notbremse ziehen und mit bewährten Mitteln Tabula rasa machen, danach gezielt "durchputzen". Wir haben Möglichkeiten, dem Körper bei der Ausleitung belastender Stoffe zu helfen, und diese sollten wir nutzen.

Bei Diskussionen zum Thema Entgiften meldet sich immer mindestens ein Schlaumeier zu Wort: "Den Körper muss man nicht entgiften. Der hat gut funktionierende Entgiftungsorgane." Klar, das ist ein Standpunkt. Aber warum soll man diese Organe nicht unterstützen? Warum nicht innerlich etwas für den Organismus tun? Man betreibt schließlich auch äußerlich regelmäßige Körperpflege. Natürlich besteht die Möglichkeit, dass das Tier aufgenommene Schadstoffe eigenständig eliminiert. Aber weißt du's?

Belastungen

Ob Belastungen vorhanden sind und welche, lässt sich nur sehr ungefähr bestimmen. Einige lassen sich messen, so kann man z.B. Schwermetalle durch Blut- oder Haaranalysen feststellen. Ansonsten orientiert man sich an den Lebensumständen, der allgemeinen Vitalität, der Krankengeschichte, aber auch an der Umgebung und der Fütterung, um den Entgiftungs- und Sanierungsbedarf einzuschätzen. Es sind teilweise profane Dinge, die sich im Körper ansammeln und die von den Entgiftungsorganen entsorgt werden müssen. Neben Medikamentenrückständen sind das Zusatzstoffe im Industriefutter (u.a. Konservierungsstoffe, Geschmacksverstärker, Emulgatoren, Säurestabilisatoren, Bisphenol A aus Dosen), Rückstände aus Reinigungsmitteln, Ausdünstungen aus Möbeln, Teppichen oder Hundekörbchen, Passivrauchen, Abgase in der Stadt, Pflanzenschutzmittel auf dem Land... die Liste ist noch viel länger. Ein in der Großstadt lebender Hund ist vermutlich einer stärkeren Schwermetallbelastung ausgesetzt, als ein Hund aus einem Luftkurort oder dem nordfriesischen Flachland. Wird das Tier artgerecht mit Bio-Lebensmitteln ernährt, punktet es selbstverständlich deutlich vor seinem Artgenossen, der mit minderwertigem Trockenfutter sein Leben fristet. Und ein Tier, das jahrelang in schönster Regelmäßigkeit von innen und außen mit Antiparasitika behandelt und mit allen erhältlichen Impfungen versorgt wurde, weist vermutlich eine höhere Toxinbelastung auf, als ein Medikamenten-Abstinenzler.

Ohne dass meine Hunde besonderen Giftquellen ausgesetzt sind und ohne dass sie Symptome einer Dysbakterie zeigen, machen sie doch einmal jährlich eine unspezifische Entgiftungs- und Organkur. Ich sehe das - zusammen mit guter Fütterung und altersentsprechender Bewegung - als Prophylaxe zur Gesunderhaltung. Dieser Frühjahrsputz, für den ich später eine detaillierte Anleitung liefere, eignet sich für jeden gesunden Hund.

Anders sieht es aus bei Hinweisen auf eine schwerere Toxin-Belastung. Das können wiederkehrende Durchfallattacken sein, für die man keine andere Erklärung findet. Manche Hunde zeigen Ohren- oder Augenentzündungen, die nie richtig ausheilen oder immer wieder auftreten. Solche Anzeichen stehen für den Versuch des Körpers, Unerwünschtes auszuleiten. Ein schlechtes Hautbild mit stumpfem Fell, abgebrochenen Haaren, vielleicht Juckreiz, kann ebenso aus einer Schadstoffüberlastung resultieren wie allgemeine Müdigkeit, fehlendes Temperament oder Mangel an Lebensfreude.

Natürlich müssen bei diesen Symptomen zunächst andere Ursachen ausgeschlossen werden. Es kann zum Beispiel ein Nährstoffmangel oder eine hormonelle Erkrankung dahinterstecken. Auch Allergien äußern sich beim Hund unterschiedlich bis unspezifisch. Diese und andere Gesundheitsprobleme lassen sich diagnostizieren und sind zu behandeln. Wenn aber alle Untersuchungen negativ ausfallen, der Hund also klinisch gesund und trotzdem auffällig ist, ist eine Entgiftung mit anschließendem Aufbau der Darmflora nicht die schlechteste Idee.

Produkte

Entgiftung und Darmsanierung sind in der Gemeinschaft der Hundebesitzer und -therapeuten schwer in Mode. Egal, welche Symptomatik der Vierbeiner zeigt, irgendein gutmeinender Zeitgenosse rät garantiert zu diesen Maßnahmen und empfiehlt auch gleich ein garantiert wirksames Mittel. Manch einer verkauft es sogar zufällig: Nicht wenige Nahrungsergänzungsmittel für Mensch wie Tier werden über das sogenannte *Multi Level Marketing (MLM)* im Schneeballsystem vertrieben. Warum ich das erwähne? Weil sich der Verbraucher im Internet gerne an den Bewertungen anderer Kunden orientiert. Und die Begeisterung über Produkte aus MLM-Kanälen entsteht häufig weniger aus Überzeugung denn aus Berechnung. Wer an jedem Döschen mit Futterzusätzen, Pulver oder Pillen verdient, ist beim Lobhudeln in Portalen, Blogs und Netzwerken natürlich besonders fleißig.

Das Thema Entgiften wirkt aufgrund der Vielzahl von Produktempfehlungen äußerst kompliziert. Das liegt vor allem an der Breite des Themas. Die volkstümliche Weisheit "Die Dosis macht das Gift" bedeutet ja vor allem, dass im Prinzip jeder Stoff toxisch sein kann. Von Arsen oder Quecksilber braucht man nur kleine Mengen für böse Wirkungen. Doch selbst etwas so gesundes wie Vitamin C kann in Überdosierung zu Durchfall führen, einer typischen Entgiftungsreaktion des Körpers. Bei extremer Überversorgung mit nichtwasserlöslichen Vitaminen (A, D, E, K) drohen sogar Organschäden.

Das ist aber hier nicht das Thema. Wir konzentrieren uns auf die Eliminierung möglicher Belastungen durch Antiparasitika und Impfungen. Ich beschreibe dir, mit welchen Mitteln du nach Gabe der Prophylaxemittel die Aufräumarbeit im

Organismus deines Hundes unterstützen kannst. Achte aber auf folgendes: Diese Ratschläge gelten nur für den gesunden, symptomfreien Hund. Sollte dein Hund - zum Beispiel nach einer der in diesem Buch genannten Medikationen - in irgendeiner Art und Weise auffällig sein, dann verlier bitte keine Zeit mit Experimenten, sondern konsultiere einen Therapeuten. Das gilt auch für Hunde mit gesundheitlicher Vorbelastung: Allergiker, Epileptiker, chronisch kranke Tiere. Muss deine Fellnase regelmäßig Medikamente schlucken oder hat einen sehr empfindlichen Darm, solltest du ebenfalls auf eigene Versuche verzichten.

Nach welchen Mitteln wie entgiften?

Ausleitung nach Wurmkuren

Wie schon in Teil I dieses Buches beschrieben, bestehen Anthelminthika aus Stoffen, die nicht oder kaum vom Säugetierkörper resorbiert werden. Nun geben <u>wir</u> sie natürlich nur, wenn die Kotprobe einen tatsächlichen, therapiebedürftigen Befall ergab. Wünschenswerterweise werden die Parasiten eliminiert, müssen dann aber entsorgt werden. Dabei werden Toxine frei, die nicht komplett aus dem Darm ausgeschieden, sondern teilweise resorbiert werden und damit den Weg über Leber und Nieren gehen.

Reagiert ein Hund auf die Wurmpille innerhalb weniger Stunden mit Diarrhoe, kann das sowohl die Nebenwirkung des Medikaments als auch der sinnvolle Versuch sein, die Ausscheidung der vergifteten Würmer zu beschleunigen. Normalerweise hält so ein Durchfall nur einen bis zwei Tage an. Wenn er länger dauert, extrem stark ist oder das Allgemeinbefinden des Hundes Anlass zur Sorge bereitet, sollte man therapeutische Hilfe suchen. Ansonsten gilt bei Durchfall: 24 Stunden Nulldiät (Wasser darf und muss gegeben werden), und danach langsam mit Schonkost anfüttern. Sehr gut eignet sich die Moro'sche Möhrensuppe (siehe Kasten).

Es gibt Tierheilpraktiker, die vor einer Darmsanierung grundsätzlich eine Analyse des Mikrobioms durchführen, um gezielt jene Bakterienstämme zu substituieren, die zu schwach vertreten sind. Ich selbst arbeite so, wenn der Patient Magen-Darm-Symptome wie zum Beispiel chronische oder häufig wiederkehrende Durchfälle oder Abmagerung trotz guter Ernährung zeigt. Wenn so etwas bei deinem Hund

Rezept Moro'sche Möhrensuppe
(nach Prof. Ernst Moro)

500 Gramm Möhren in 1 Liter Wasser 90 Minuten kochen lassen und pürieren. Die Menge mit Wasser wieder auf einen Liter auffüllen, einen kleinen Teelöffel Salz dazu geben. Um den Geschmack für den Hund attraktiver zu machen, kann mageres Hühnerfleisch mitgekocht werden, sollte aber anfangs nicht verfüttert werden. Die Suppe wird in kleinen Portionen mehrmals täglich angeboten. Sobald der Kot wieder einigermaßen fest ist, kann man die Möhrensuppe nach und nach mit Reis oder Kartoffeln (beides muss sehr weich gekocht sein), Biojoghurt und später mit klein geschnittenem, gut gekochtem Hühnerfleisch ergänzen. Wird das gut vertragen, kehrt man langsam zurück zur Normalfütterung.

So wirkt die Moro'sche Suppe: Beim längeren Kochen von Möhren werden Oligogalakturonsäuren freigesetzt. Diese Kohlenhydrate können im Darm schon in geringer Konzentration krankheitserregende Bakterien blockieren und so ein Antibiotikum ersetzen. Oligogalakturonsäuren sind durch ihren Lebensmittelcharakter chemisch-synthetischen Verbindungen überlegen.

auffällt, rate ich dir, einen Therapeuten zu konsultieren. Aber ohne Symptomatik verzichte ich auf den Check und verordne folgendes

Allgemein-Rezept

Zur Ausleitung beginnst du mit der Gabe von Zeolithen (z.B. Klinoptilolith) oder von Huminsäuren (z.B. Sobamin). Beide binden Schadstoffe im Darm und sorgen so für deren Ausscheidung. Ich empfehle eine vierwöchige Kur. Gib das Pulver circa 20 Minuten vor der Fütterung mit etwas Joghurt, Kefir oder Nassfutter. Idealerweise schleichst du ein, fängst also mit einer kleinen Dosis an und erhöhst nach und nach bis zur vollen Dosierung.

Schon während der zweiten Woche startest du parallel mit der Unterstützung der Entgiftungsorgane. Ideal für die Leber ist ein Produkt mit Mariendistel (Apotheke), die Niere lässt sich mit einem Tee aus Brennnessel, Löwenzahn und Ackerschachtelhalm stimulieren. Wenn du gerne selbst Kräuter sammelst, kannst du einen Aufguss herstellen (siehe Kasten Seite 191). Man kann auch fertige Kombinationen verwenden, wie die Kräutermischung Toxisan von cdVet oder das homöopathische Derivatio von Pflüger.

Durch diese Mittel wird mit dem Stoffwechsel auch der Lymphfluss angeregt, womit unser Body-Frühjahrsputz komplett wäre. Den Effekt sieht man den meisten Hunden äußerlich schon nach zwei bis drei Wochen an, sie bekommen glänzendes Fell und sind agiler. Die Kräuterkur darf vier bis sechs Wochen dauern.

Inzwischen ist die vierwöchige Entgiftung durch Zeolith oder Huminsäuren abgeschlossen. Jetzt bekommt dein Hund ein Probiotikum für den Aufbau der gesunden Darmflora. Es gibt verschiedene Präparate, eines der bekanntesten ist Symbiopet, ebenso empfehlenswert ist ProBio immun von DHN. Man kann auch selbst angesetzten Kefir verwenden. Auch das Probiotikum wird über vier bis sechs Wochen verabreicht.

Einige Mittel zur Entgiftung und Darmsanierung können übrigens die Wirkung von gleichzeitig konsumierten Medikamenten beeinträchtigen, also herabsetzen oder steigern.

Beides ist bei genau dosierten Präparaten (wie Kortison oder Antibiotika) zu vermeiden, denn das kann üble Folgen haben. Muss dein Hund regelmäßig Arzneimittel einnehmen, solltest du eine Darmkur nicht ohne die Begleitung durch einen erfahrenen Therapeuten durchführen.

Grundsätzlich ist für jeden Hund (wie für den Menschen) eine Entgiftungskur mindestens einmal jährlich sinnvoll. Eine gesunde Fütterung ist damit selbstredend nicht zu ersetzen!

Humanmedizin für den Hund?

Es gibt Arzneimittel, die für den Hund ebenso geeignet sind, wie für den Menschen. Andere können im Gegenteil dazu sehr giftig wirken. Bevor du deinem Hund ein Medikament aus deiner Hausapotheke gibst, informiere dich genau, ob er das haben darf bzw. ob es überhaupt eine Wirkung zeigt. Das gilt auch für Mittel der Naturheilkunde!

Von den hier genannten Kräuterheilmitteln kann man sowohl spezielle Produkte fürs Tier als auch welche für den Menschen verwenden. Faustregel für die Dosierung: Ein kleiner Hund bekommt eine Kinder- oder halbe Erwachsenendosis. Ein großer Hund (über 20 kg) bekommt die Erwachsenendosis.

Entgiftung nach Floh- und Zeckenbehandlung

Bemerkt der Hundehalter in den Tagen oder Wochen nach einer Flohbehandlung mit Bravecto und Konsorten etwas Ungewöhnliches bei seinem Tier, kommt schnell blindwütiger Aktionismus auf. "Das Zeug muss raus aus meinem Hund", lautet die Zielsetzung. Bloß wie?

Um Schadstoffe im Körperinneren zu binden und hinauszuschleusen, eignen sich am besten Huminsäuren.

Diese hochmolekularen Verbindungen entstehen bei der Zersetzung organischen Materials im Boden. Durch ihr breites Reaktionspotential können sie gegen Schwermetalle, Insektizide, Organophosphate, Medikamentenrückstände und Pflanzenschutzmittel (z.B. Glyphosat) wirken. Sie erfüllen die Anforderungen des Europäischen Arzneibuches. Mit den therapeutischen Möglichkeiten beschäftigt sich seit Jahren das Institut für Pharmakologie Leipzig. Eine gute Wahl für den Einsatz im Hund ist Sobamin vom Pharmawerk Weinböhla, weil es geprüft und standardisiert ist.

Andere Therapeuten schwören auf Bentonit oder Zeolith (z.B. Klinoptilolith). Beide binden positiv geladene Teilchen an ihre Oberfläche und haben ein hohes Wasserspeicherpotential. Deswegen muss man sie vorsichtig dosieren, da es sonst beim Patienten zu Verstopfung kommen kann. Zeolithe ähneln in ihrer Struktur einem Schwamm und quellen bei Kontakt mit Wasser auf. Was sie an sich binden, wird absorbiert und dann mit dem Mineral ausgeschieden. Das können Konservierungs-, Spritzmittel und andere Umweltgifte sein, aber auch Bakterientoxine und sogar radioaktive Stoffe. Allerdings können Zeolithe die Darmschleimhaut passieren und den Kalziumhaushalt verschieben. Bentonit wirkt etwas schonender an den Schleimhäuten. Ein hoher Gehalt an Montmorrillonit ist wichtig für die Effizienz.

Ob Zeolithe oder Huminsäuren, man verabreicht das Pulver über vier bis sechs Wochen. Idealerweise gibst du es 20 bis 30 Minuten vor der Fütterung. Ins Futter kannst du dann den Kräutertee geben, denn weiter geht es, wie schon bei der Ausleitung nach Wurmkuren beschrieben, mit der Stimulierung der Entgiftungsorgane. Zum Schluss bekommt die Darmflora ein wenig Nachhilfe durch ein Probiotikum.

Die meisten Floh- und Zeckengifte sind neurotoxisch. Wie du bereits weißt, können einige bei sensiblen Hunden zu Krampfanfällen führen. Zeigt der Hund derartige Vergiftungserscheinungen, würde ich eine zusätzliche Unterstützung durch Homöopathika erwägen. Allerdings gibt es dazu keine Empfehlung à la "man nehme". Das Arzneimittel wird aufgrund der gesamten Symptomatik gewählt. Dein Therapeut wird dazu eine umfangreiche Untersuchung und Anamnese durchführen.

Entgiftungs-Tee selber machen

Geeignet sind die Blätter von Schafgarbe, Brennnessel, Birke, Löwenzahn oder Ackerschachtelhalm Sie sollten an möglichst unbelasteten Orten gesammelt werden, also nicht an stark befahrenen Straßen (Schwermetalle) oder intensiv bewirtschafteten landwirtschaftlichen Flächen (Pflanzenschutzgifte). Hacke eine Hand voll Kräuter grob klein und übergieße sie mit einer Tasse nicht mehr kochendem Wasser. Jetzt fünf bis zehn Minuten ziehen lassen und dann den kompletten Sud übers Futter geben. So bekommt dein Hund zusätzlich Flüssigkeit - das spült die Nieren durch und Stoffwechselendprodukte hinaus.

Ausleitung nach Impfungen

Hier sprechen wir vorrangig über die Belastung durch Additive - also Aluminium und Quecksilber. Daneben können die Impfstoffe in kleinen Mengen Antibiotika-Rückstände sowie Formaldehyd als Konservierungsmittel enthalten. Diese Substanzen sind vom Körper weniger schwer loszuwerden, sie werden quasi nebenbei entsorgt. Die Ausleitung von Aluminium und Quecksilber aber muss zusätzlich gefördert werden.

Entgiftung von Quecksilber

Die Leber reinigt das Blut von vielen Stoffen, so auch von Quecksilber. Dieses wird in den Darm transportiert. Nun sollte man meinen, dass es von hier aus einfach auszuscheiden ist, aber nein: In den letzten Dünndarmabschnitten wird das Schwermetall wieder resorbiert und zirkuliert im Blut bis zur erneuten Reinigung durch die Leber. Diesen sogenannten enterohepatischen Kreislauf gilt es zu durchbrechen. Die Verbindung zur Darmschleimhaut ist offensichtlich, weswegen eine gut aufgestellte Darmflora mitentscheidend für den Entgiftungserfolg ist.

Die Ausleitung unterstützen wir am besten durch Algen, allen voran Chlorella. Die Mikroalge enthält neben wertvollem Chlorophyll eine ansehnliche Mischung von Vitaminen, Mineralien, Phytonährstoffen und Spurenelementen. Sie bindet Schwermetalle und Schimmelpilze und sorgt für den Transport aus dem Körper.

Hilfreich ist die Gabe von MSM (organischer Schwefel, Methyl-Sulfonyl-Methan). Es bindet Quecksilber und fördert die Ausleitung. MSM hat noch weitere, willkommene Wirkungen: Es stärkt die Wirksamkeit diverser Vitamine und kämpft erfolgreich gegen Freie Radikale. Auch der Gelenkfunktion kann MSM auf die Beine helfen.

Quecksilber wird außerdem von Bärlauch und von Kurkuma (in Kapselform geben) mobilisiert. Wichtig ist immer das Komplettpaket. Werden Quecksilberrückstände aus dem Gehirn befreit, ist die gleichzeitige Ausleitung wichtig. Das Schwermetall kursiert sonst weiter im Körper oder setzt sich in schwach durchbluteten Geweben fest, von wo es schwer-wieder loszueisen ist.

Entgiftung von Aluminium

Silizium ist ein natürliches Gegenmittel von Aluminium und verhindert dessen Ansammlung im Körper. Für Menschen empfiehlt man daher viel Vollkorn zu essen, denn ungeschältes Getreide ist siliziumreich. Nun ist für den Hund ein hoher Getreideanteil im Futter alles andere als artgerecht. Daher greift man auf eine Nahrungsergänzung in Form von organischem, gelöstem Silizium zurück. Oder direkt auf die Natur. Kieselsäure, die wasserlösliche Form von Silizium, ist unter anderem in Bananen, Kartoffeln oder Spinat enthalten - das sind hochwertige Futterbestandteile. Auch Ackerschachtelhalm enthält viel Silizium. Um die darin enthaltene Kieselsäure herauszulösen, weicht man das Kraut eine Viertelstunde ein und köchelt es dann 20 bis 30 Minuten.

Ein anderes bekanntes Mittel zur Ausleitung von Aluminium ist die Kombination Apfelsäure mit Magnesium. Auch die schon genannte Chlorella-Alge bindet Aluminium und schleust sie aus. Gerne darf man ihre Arbeit mit ein wenig Bärlauch unterstützen.

Viel trinken

Bei allen Entgiftungskombinationen gilt: Der Patient soll viel trinken, denn die Nieren brauchen für ihre optimale Funktion viel Flüssigkeit. Deswegen ist (mal wieder) die Fütterung von Trockenfutter kontraproduktiv, denn es entzieht dem Körper Wasser. Besser ist hochwertiges Nass- oder Frischfutter, das gerne noch mit zusätzlicher Flüssigkeit - also Wasser - gestreckt werden darf. Letzteres lässt sich gut mit den organunterstützenden Tees aufwerten. Tipp: Im Reformhaus gibt es Fasten-Kräutertees, die dazu geeignet sind. Im Frühling magst du das Futter mit einem selbst angesetzten Kräuter-Sud (siehe Kasten Seite 191) mischen, der die Entgiftungsorgane in Schwung bringt.

Auch das Trinkwasser deines Hundes kannst du manipulieren, damit er mehr Flüssigkeit aufnimmt. Beliebte Tricks sind die Zugabe von etwas Sahne, Fleisch- oder Knochenbrühe. Manche Hunde trinken schon mehr, wenn man ihnen kein Leitungs-, sondern einfaches Regenwasser serviert.

Das Finale - ein alter Witz

Der Arzt zum Patienten: "Ihre Heilung haben Sie dem Herrgott und Ihrer robusten Natur zu verdanken."

"Danke, Herr Doktor. Ich hoffe, Sie berücksichtigen das auch bei Ihrer Rechnung."

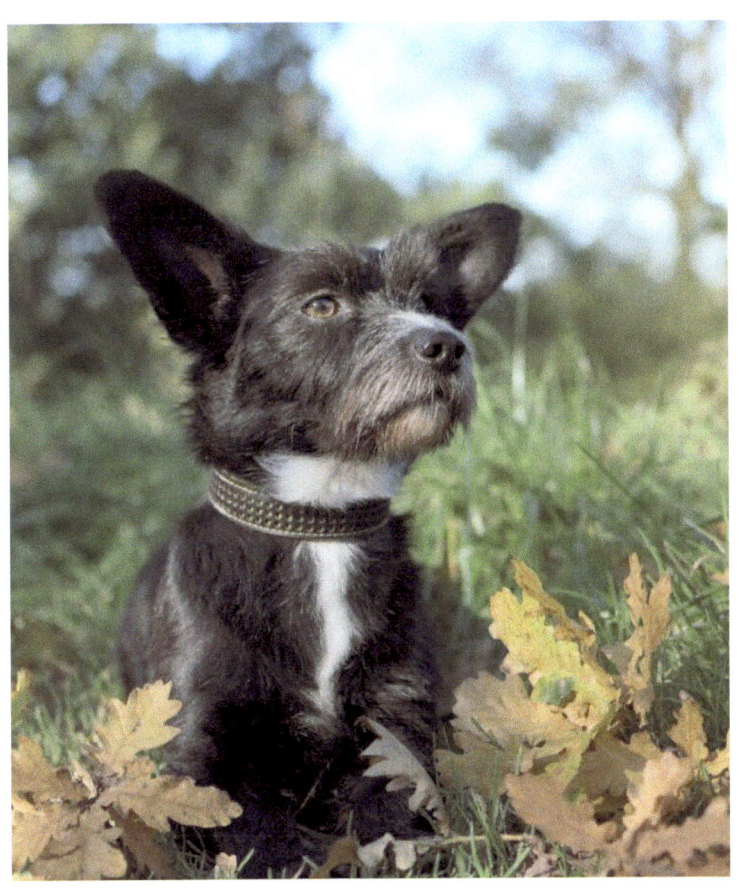

Teil V
Anhänge

Anhang 1

Milben und weitere Ektoparasiten

Es gibt neben den beschriebenen Zecken und Flöhen eine Reihe weiterer Parasiten, die für Juckreiz und andere unangenehme Symptome sorgen können. Hier ein kurzer Überblick über unerwünschte Passagiere deines Hundes.

Demodex

Diese Milben parasitieren in den Haarbälgen und Talgdrüsen des Hundes. Sie kommen in geringer Zahl bei vielen klinisch gesunden Tieren vor.

Die lokale Form der Demodikose zeigt sich normalerweise als runder Fleck mit Haarausfall, Schuppenbildung und Rötung, eventuell Entzündung. Meist sind Kopf und Gliedmaßen des Hundes betroffen. Der Juckreiz ist mäßig bis nicht vorhanden. Bei der generalisierten Form breiten sich die Milben auf dem ganzen Hund aus, häufig entwickelt sich eine chronische Dermatitis. Die bakteriellen Sekundärinfektionen verursachen Juckreiz. Durch Kratzen und Sich-Benagen fügt sich der Hund Hautverletzungen zu, was die Entzündungen in die Tiefe treibt.

Die Diagnose erfolgt über die mikroskopische Untersuchung der Wurzeln ausgezogener Haare. Die Ansteckungsgefahr für Menschen und Tiere ist gering.

Therapie: Bekannt ist die lokalisierte Junghund-Demodikose, die meist innerhalb weniger Wochen ausheilt. Beim erwachsenen Hund kennt man die Milbenerkrankung als sehr hartnäckig und therapieresistent. Meist geht eine Immunschwäche voran. Ergänzend zur Behandlung durch Antiparasitika und Medikamente gegen Begleitinfektionen ist die Stabilisierung des Immunsystems wichtig.

Sarcoptes

Die Sarcoptesräude ist auch als Fuchsräude bekannt. Die winzigen Milben leben in der Epidermis des Hundes, dort graben sie Gänge und dort findet ihre Gesamtentwicklung statt, von der Eiablage über Larvenstadien bis zur adulten Milbe. Die Ansteckung erfolgt meist von Tier zu Tier.

Die bevorzugten Körperregionen sind Kopf und Nacken, es können aber alle Körperteile befallen sein. Symptome sind haarlose Stellen und Hautveränderungen, besonders Krusten. Meist zeigt der Hund heftigen Juckreiz, was zu Verletzungen durch Kratzen und Benagen führt.

Die Diagnose durch mikroskopische Untersuchung von Hautgeschabseln ist sehr unsicher, da die Zahl der Milben meist gering ist. Daher bevorzugt man heute Antikörpertests. Die Milben können auf Menschen und Katzen übergehen.

Therapie: Antiparasitika

Cheyletiella

Die "Pelzmilbe" lebt auf der Haut und in den Haaren des Hundes und ernährt sich von Gewebsflüssigkeit, die sie aus der Epidermis saugt. Mit 0,2 bis 0,5 mm Größe ist sie mit bloßem Auge zu erkennen. Der Befall sieht aus wie sich bewegende Schuppen, ihr Synonym lautet denn auch "Walking Dandruffs" - laufende Schuppen. Die Eier (Nissen) kleben an den Haaren des Wirtstieres. Der Nachweis erfolgt über ein Abklatschpäparat mit durchsichtigem Klebestreifen.

Die Ansteckung erfolgt über Körperkontakt. Cheyletiella ist nicht wählerisch und geht gerne auf andere Spezies über - auch auf den Menschen.

Therapie: Antiparasitika

Läuse und Haarlinge

Der Lausbefall beim Hund ist deutlich seltener als bei Menschen. Erkennbar sind Läuse ohne Hilfsmittel, da sie 1,5 bis 2 Millimeter lang werden. Sie ernähren sich von Blut, ihre Stiche lösen heftigen Juckreiz aus. Haarlinge ernähren sich von Haarschuppen und Haarbestandteilen. Sie sind wenig kleiner als Läuse, aber immer noch gut erkennbar.

Die Weibchen legen ständig Eier, die sie an den Haaren festkleben. Läuse und Haarlinge sind streng wirtsspezifisch, aber innerhalb ihrer bevorzugten Spezies stark ansteckend. Beide leben permanent auf dem Hund.

Therapie: Antiparasitika

Alternative Therapien gegen Milben

Gegen die meisten Milben wirken die gleichen Mittel wie gegen Flohbefall, besonders solche auf Neemöl-Basis. Zusätzlich wird die innere wie äußere Anwendung von Schwefelblüte empfohlen.

Man sollte aber gut beobachten, ob der Befall schnell zurückgeht. Vor allem Demodex ist in ihrer sicheren Behausung in den Haarfollikeln schwer beizukommen! Manche Hundebesitzer sind derart auf chemiefreie Alternativen fokussiert, dass sie nicht erkennen, wenn die Bekämpfung erfolglos bleibt. Gerade bei sehr ansteckenden Parasiten sind schnell wirksame Maßnahmen für Mensch und Tier unabdingbar.

Psoroptes

Diese Saugmilbe tritt beim Hund sehr selten auf, meist in Form einer Ohrräude. Menschen sind dadurch nicht betroffen. Übrigens kommen viele Tierhalter schnell zur Aussage

"Ohrmilben", wenn der Hund sich an den Ohren kratzt. Häufig hat der "Ohrenzwang", wie man es früher nannte, aber eine andere Ursache. Du solltest daher bei verstärktem Kratzen an Kopf und Ohren und bei häufigem Kopfschütteln unbedingt eine Diagnose vom Therapeuten stellen lassen. Er sollte auch vor einer lokalen Behandlung sicherstellen, dass das Trommelfell unverletzt ist.

Therapie: Ohrreiniger mit akarizider (Milben abtötender) Wirkung oder geeignete Spot ons. Alternativ wird gerne empfohlen, eine leichte ätherische Ölmischung oder Ballistol Öl in den Gehörgang zu träufeln, die Milben ersticken dadurch. Allerdings kann sich das Öl mit den körpereigenen Exsudaten (Ohrenschmalz) über dem Trommelfell verkleben und einen zähen Pfropfen bilden. Deswegen sollte man Öl nur mit einem Wattepad zur Säuberung der Ohrmuschel anwenden. Es gibt verschiedene Fertigpräparate zur Reinigung des äußeren Gehörgangs, die nicht verkleben. Ganz wichtig: Benutze nie Wattestäbchen am oder im Ohr deines Hundes.

Grasmilben

Bei Grasmilben handelt es sich um spinnenähnliche Tiere, die sich - der Name sagt es schon - gerne im Grünen aufhalten. Ursprünglich waren sie nur in Südeuropa anzutreffen, inzwischen sind sie auch in Deutschland weit verbreitet. Die ausgewachsenen Tiere sind als Vegetarier unproblematisch. Unangenehm bissig aber sind ihre Nachkommen, die Larven. Diese ernähren sich von Lymphe und anderen Gewebeflüssigkeiten. Der Spender ist ihnen dabei egal, sie nehmen, was oder wer vorbeikommt.

Mit ihren Mundwerkzeugen durchschneiden sie die äußeren Hautschichten, ihr Speichel daut das Körpergewebe an und macht es für sie genießbar. Bis zu drei Tage ernähren sie sich auf und von ihrem Wirt, bevor sie abfallen und zur erwachsenen Milbenform mutieren.

Wie stellt man fest, ob der Rasen mit Grasmilben befallen ist? Leg an einem sonnigen Tag ein weißes Blatt Papier aufs Gras - Milben springen drauf und sind dann mit bloßem Auge zu erkennen. Auch die rötlichen Larven auf dem Hund kann man sehen, so klein sie auch sind. Im Zweifel stellst du den Hund auf weißen Untergrund und kämmst die Beine mit dem Flohkamm ab. Bei manchen Hunden ist der Milbenbefall an orangefarbenen Placken auf der Haut gut zu erkennen.

Manche Tiere und Menschen reagieren kaum auf den Befall, doch bei vielen entwickelt sich übelster Juckreiz. Die Bissstellen entzünden sich, es kann zu lokalen allergischen Reaktionen kommen.

Um den Hund zu schützen, kann man es mit einem biologischen Spray auf Basis ätherischer Öle versuchen. In der Umgebung ist keine sinnvolle Bekämpfung möglich. Um die Plage im eigenen Garten gering zu halten, sollte man den Rasen häufig und kurz schneiden, denn die Milben warten auf den Grasspitzen auf Wirte. Empfindliche Tiere und Menschen sind gut beraten, in der Milbensaison Grasflächen zu meiden.

Fängt der Hund nach dem Spaziergang an, sich aufgrund der Milbenlarven manisch an den Pfoten oder an den unbehaarten Stellen im Bereich von Bauch und Brust zu knabbern, gibt es einige einfache Maßnahmen. Am schnellsten hilft es, die Larven abzuwaschen. Empfehlenswert ist ein Badezusatz aus Apfelessig (1 : 5 mit Wasser mischen) oder Kernseife. Anschließend mit klarem Wasser nachspülen, trocknen und die Entzündungen mit verdünnter Calendula-

Tinktur behandeln. Auch die lokale Behandlung mit Quark bringt schnelle Linderung (und schmeckt dem Hund).

Hirschlausfliegen

Öfter mal was Neues: Die Hirschlausfliege steigert ihren Bekanntheitsgrad in den letzten Jahren auch bei Hunden. Sie kommt vor allem in und am Wald vor. Nach der Landung auf ihrem Opfer wirft sie die Flügel ab und sucht sich eine Bissstelle, wo sie sich nahe der Haut festkrallt und mit ihrer Blutmahlzeit beginnt. Die Bisse sind nicht nur sehr schmerzhaft, sie entzünden sich häufig und können sogar Fieber verursachen.

Hauptsaison der Hirschlausfliege ist August bis Oktober. Einen wirksamen Schutz gibt es nicht. Man sollte nach Spaziergängen den Hund nicht nur nach Zecken, sondern auch nach diesem Lästling durchsuchen.

Anhang 2

Antiparasitika gegen Flöhe und Zecken - Wirkstoffe, Wirkung und Nebenwirkungen

Produktname	Applikationsform	Wirkstoff(e)*	Repellierend	Wirkungsdauer
Advantage	Spot on	Imidacloprid		4 Wochen
Advantix	Spot on	Imidacloprid, Permethrin		4 Wochen
Advocate	Spot on	Imidacloprid , Moxidectin		4 Wochen
Amflee	Spot on	Fipronil		4 Wochen
Ardap	Spot on / Halsband	Pyrethrum	X	4 Wochen / 4 Monate
Beaphar	Halsband	Diazinon/ Dimpylat		4 Monate
Beaphar	Spot on	Pyrethrum	X	4 Wochen
Beaphar Flohschutz	Tabletten	Lufenuron		4 Wochen
Beahar Zecken-Flohhalsband	Halsband	Tetrachlorvinphos		bis 8 Monate
Bob Martin Clear Spot On	Spot on	Fipronil		4 Wochen
Bolfo	Halsband	Propoxur		10 Wochen
Bravecto	Tablette	Fluralaner		12 Wochen
Capstar	Tablette	Nitenpyram		Sofortwirkung
Comfortis	Tablette	Spinosad		4 Wochen
Credelio	Tablette	Lotilaner		4 Wochen
Defendog	Spot on	Permethrin	X	2-4 Wochen
Duowin	Spot on	Permethrin	X	2-4 Wochen
Effipro, Effitex, Eliminall, Exil Flea Free	Spot on	Fipronil		4 Wochen
Ex Spot	Spot on	Permethrin	X	2-4 Wochen

Produktname	Applikationsform	Wirkstoff(e)*	Repellierend	Wirkungsdauer
Fipnil, Fipralone, Fiproclear, Fiprodog, Fletic, Flevox, Foproline, Frontline	Spot on	Fipronil		4 Wochen
Frontline Combo	Spot on	Fipronil, (S)-Methopren		4 Wochen
Kiltix	Halsband	Flumethrin, Propoxur	X	6 Monate
Midaspot	Spot on	Imidacloprid		4 Wochen
Nexgard	Tablette	Afoloxaner		4 Wochen
Permit	Spot on	Permethrin	X	2-4 Wochen
Pestigon	Spot on	Fipronil		4 Wochen
Preventic	Spot on	Permethrin	X	2-4 Wochen
Program	Tablette	Lufenurol		4 Wochen
Program Plus	Tablette	Lufenuron, Milbemycinoxim		4 Wochen
Pulves Spot	Spot on	Permethrin	X	2-4 Wochen
Scalibor	Halsband	Deltamethrin	X	bis 6 Monate
Seresto	Halsband	Flumethrin, Imidacloprid, Propoxur	X	bis 8 Monate
Simparica	Tablette	Sarolaner		5 Wochen
Stronghold	Spot on, Halsband	Selamectin		3-4 Wochen
Stronghold Plus	Tablette	Sarolaner		5 Wochen
Vectra 3D	Spot on	Dinotefuran, Permethrin, Pyriproxifen	x	1 Monat

* Wissenswertes zu den Wirkstoffen

Das sind allgemein zugängliche Informationen aus Beipackzetteln und aus Datenbänken wie z.B. pharmawiki.ch, wikipedia.org, vetpharm.uzh.ch und andere. Meine Aussagen sind wertfrei. Jeder Leser darf sich selbst eine Meinung bilden.

Afoxolaner (Tablette)

Gruppe: Isoxazonine

Wirkung: neuronal, Hemmung der Chloridkanäle. Flöhe und Zecken müssen dem Wirt anhaften und mit der Nahrungsaufnahme beginnen, um dem Wirkstoff ausgesetzt zu werden.

NW: sehr selten gastrointestinale, Juckreiz, Lethargie, Anorexie.

Deltamethrin (Halsband)

Gruppe: Pyrethroide

Wirkung: Nervengift, wirkt über die Körperoberfläche, führt zu Lähmung und Tod des Parasiten. Kontaktgift, ohne Saugakt wirksam. Repellierend.

Wirkstoff verteilt sich vom Halsband mit dem Fettfilm über das ganze Tier, eine Resorption über die Haut des Hundes findet nicht statt.

NW: lokal Hautveränderungen. Äußerst selten neurologische Symptome, die nach Abnehmen des Halsbandes üblicherweise abklingen.

Diazinon / Dimpylat (Halsband)

Gruppe: Organophosphate

Wirkung: Nervengift, Hemmung der Acetylcholinesterase, führt zu Lähmung und Tod des Parasiten. Kontaktgift, ohne Saugakt wirksam.

NW: Äußerst selten Hautreaktionen.

Warnungen: Relativ hohe Toxizität für Wirbeltiere. Resorption über die Haut wahrscheinlich. Wirkstoff gilt als "Wahrscheinlich krebserzeugend für den Menschen". Stark wassergefährdend. Als Insektizid seit 2007 in Europa verboten.

Dinotefuran (Spot on Kombi)

Gruppe: Neonikotinoide

Wirkung: Nervengift, Hemmung der Acetylcholinesterase, führt zu Lähmung und Tod des Parasiten. Kontaktgift, ohne Saugakt wirksam.

NW: Selten lokale Hautsymptome, selten Verhaltensänderungen oder neurologische Nebenwirkungen, sehr selten gastrointestinale Symptome.

Warnung: In der EU nicht als Pflanzenschutzmittel zugelassen. Stark bienengiftig.

Fipronil (Spot on)

Gruppe: Phenylpyrazole

Wirkung: neuronal, Hemmung der Chloridkanäle bei Gliederfüßlern. Kontaktgift, ohne Saugakt wirksam. Einlagerung des Wirkstoffes in und Abgabe aus den Talgdrüsen.

NW: verstärkter Speichelfluss, Hautreaktionen an der Verabreichungsstelle, Juckreiz, Haarausfall und selten zentralnervöse Störungen. Eine Überdosierung ist zu vermeiden, da sie zu Neurotoxizität mit Tremor, Übererregung, Krämpfen und zum Tod führt.

Warnung: Es wird häufig von Unwirksamkeit berichtet, man vermutet Resistenzen der Parasiten.

Flumethrin (Halsband, Kombi)

Gruppe: Pyrethroide

Wirkung: Neuronal, führt zu Lähmung und Tod des Parasiten. Wirkt Zecken-abweisend (repellierend).

NW: Selten bis sehr selten lokale Hautsymptome sowie anfänglich leichte und vorübergehende Reaktionen wie Depression, veränderte Futteraufnahme, Speicheln, Erbrechen und Durchfall.

Fluralaner (Tablette)

Gruppe: Isoxazonine

Wirkung: neuronal, Hemmung der Chloridkanäle bei Gliederfüßlern. Flöhe und Zecken müssen dem Wirt anhaften und mit der Nahrungsaufnahme beginnen, um dem Wirkstoff ausgesetzt zu werden.

Wirtstier: Anreicherung in Leber, Niere, Muskeln und Fettgewebe.

NW: häufig gastrointestinale, sehr selten Krämpfe und Lethargie. Bei Hunden mit bekannter Epilepsie vorsichtig anwenden.

Imidacloprid (Spot on, Halsband)

Gruppe: Neonikotinoide

Wirkung: Nervengift, Hemmung der Acetylcholinesterase, führt zu Lähmung und Tod des Parasiten. Kontaktgift, ohne Saugakt wirksam. Nicht gegen Zecken.

NW: Halsband: Selten bis sehr selten lokale Hautsymptome sowie anfänglich leichte und vorübergehende Reaktionen wie Depression, veränderte Futteraufnahme, Speicheln, Erbrechen und Durchfall. Spot on: Sehr selten Hautreaktionen, Anzeichen von Unruhe, Speicheln, nervöse Symptome.

Lotilaner (Tablette)

Gruppe: Isoxazonine

Wirkung: neuronal, Hemmung der Chloridkanäle bei Gliederfüßlern. Flöhe und Zecken müssen dem Wirt anhaften und
mit der Nahrungsaufnahme beginnen, um dem Wirkstoff ausgesetzt zu werden.

NW: Keine bekannt.

Lufenuron (Tablette)

Wirkung: nur gegen Eier und Larven von Flöhen. Stört die
Bildung des Chitinpanzers. Sollte zur effektiven Behandlung
mit einem Adult-Insektizid kombiniert werden.

NW: Sehr selten: Störungen des Verdauungstraktes, Apathie,
Anorexie, Juckreiz.

Milbemycinoxim (Tablette)

Gruppe: Milbemycine

Wirkung: Neuronal, blockiert die Erregungsüberleitung. Nicht
gegen Zecken. Wirkt gegen Flöhe, Milben und Würmer inkl.
Herzwürmer.

NW: selten blasse Schleimhäute und erhöhte intestinale Pe-
ristaltik.

Warnung: Nicht geeignet für Hunde mit MDR1-Defekt. Bei
Überdosierung sind Mydriasis, Ataxie und Tremor möglich,
sollen aber ohne Behandlung innerhalb eines Tages abklingen.

Moxidectin (Spot on)

Gruppe: Milbemycine

Wirkung: Neuronal. Nicht gegen Zecken. Wirkt gegen Flöhe, Haarlinge, Ohrmilben, Sarkoptes, Demodex, Herzwurm, Nematoden.

NW (betr. Advocate): Möglich sind lokale Hautsymptome. Bei Verschlucken: in vereinzelten Fällen vorübergehend neurologische Beschwerden wie bestimmte Bewegungsstörungen (Ataxien), Zittern (Tremor), Augenprobleme, Atemstörungen, Speichelfluss und Erbrechen.

Warnung: gewässergefährdend. Nicht geeignet für Hunde mit MDR1-Defekt.

Nitenpyram (Tablette)

Gruppe: Neonikotinoide

Wirkung: Nur zur Behandlung von Flohbefall, hat keine Langzeitwirkung.

NW: Bei Wirkungseintritt vorübergehender Juckreiz durch erhöhte Aktivität der Flöhe.

Permethrin (spot on)

Gruppe: Pyrethroide

Wirkung: Wirkung: Neuronal, führt zu Lähmung und Tod des Parasiten. Wirkt Zecken-abweisend (repellierend).

NW: Selten: lokale Hautsymptome wie Rötungen, Juckreiz, Haarausfall und Blasenbildung. Häufige: Appetitverlust, Erbrechen, Müdigkeit, Erregung, Zittern, Konvulsionen, paralytische Symptome und/oder Ataxie. Bei Auftreten dieser unerwünschten Wirkungen sollte der Hund sofort mit Wasser und Shampoo gewaschen werden.

Warnung: Für Katzen äußerst giftig, da ihnen ein zum Abbau des Stoffes notwendiges Enzym fehlt.

Propoxur (2-Isopropoxyphenyl-*N*-methylcarbamat) (Halsband) (siehe auch Seite 110)

Gruppe: Carbamate
Wirkung: neurotoxisch.
NW: Sehr selten: Lokale Hautreaktionen.
Warnung: Nicht anwenden bei kranken (insbesondere mit mechanischen Verschlüssen der Verdauungs- und Harnorgane, bei Asthma bronchiale oder anderen Lungen- und Kreislauferkrankungen) oder rekonvaleszenten Tieren. Als Pflanzenschutzmittel aufgrund seiner Giftigkeit in Deutschland, Österreich und der Schweiz nicht mehr erlaubt.

Pyrethrum (Spot on, Halsband) (siehe auch Seite 104)

Wird aus getrockneten Chrysanthemen-Blüten hergestellt.
Wirkung: neurotoxisch. Repellierend gegen Flöhe und Zecken
Wirkungsdauer: Halsband: bis 4 Monate. Spot on: bis 4 Wochen.
Warnung: Giftig für alle Insektenarten und für Fische.

Pyriproxifen (Spot on)

Derivat von Pyridin
Wirkung: juvenilhormonell, stört die Entwicklung der Larve zum adulten Tier.

Sarolaner (Tablette)

Gruppe: Isoxazolin
Wirkung: neuronal, Hemmung der Chloridkanäle bei Gliederfüßlern. Flöhe und Zecken müssen dem Wirt anhaften und mit der Nahrungsaufnahme beginnen, um dem Wirkstoff ausgesetzt zu werden.

NW: Sehr selten: geringgradige und vorübergehende gastrointestinale Symptome wie Erbrechen und Durchfall, vorübergehende neurologische Symptome, wie Tremor, Ataxie und Krämpfe.

Selamectin (Spot on, Halsband)
Gruppe: Avermectin
Wirkung: neuronal, führt zu Lähmung mit anschließendem Tod des Parasiten. Wirkung gegen Insekten, Milben und Rundwürmer. Nicht gegen Zecken.
NW: Selten Erbrechen, Fressunlust, Durchfall, Lethargie und vermehrter Speichelfluss. Sehr selten reversible neurologische Ausfallerscheinungen, einschließlich Krampfanfälle.

(S)-Methopren
Analogon des Juvenilhormons von Insekten.
Wirkung: juvenilhormonell, verhindert Häutung und Verpuppung.

Spinosad (Tablette)
Gruppe: Spinosyne
Wirkung: neuronal, führt zu Lähmung und Tod des Parasiten.
NW: sehr häufig vorübergehendes Erbrechen.

Tetrachlorvinphos (Halsband)
Gruppe: Organophosphate
Wirkung: Nervengift, Hemmung der Acetylcholinesterase, führt zu Lähmung und Tod des Parasiten.
Warnung: Wenig Wirkung gegen Zecken. Potenziell krebserregend.

Häufig sind in den Produkten ergänzend zu den insektiziden und akariziden Wirkstoffen noch Hilfsstoffe enthalten, zum Beispiel Lösungsmittel. Diese können ebenfalls Nebenwirkungen oder Unverträglichkeitsreaktionen erzeugen.

Anhang 3
In Deutschland seltene Wurmarten

Herzwurm (*Dirofilaria immitis*)

In Deutschland unbedeutend, da er nur in tropischem Klima vorkommt, doch schon in Südeuropa nehmen derartige Infektionen zu - bei Tierschutzhunden aus dem Süden sind demnach Importe möglich. Die Dirofilariose entsteht durch einen Fadenwurm, der in den großen Blutgefäßen um Herz und Lunge lebt. Der Parasit kann bis zu 35 Zentimeter lang werden.

Übertragen werden die Wurmlarven durch Stechmücken. Einen geringen Befall tolerieren Hunde problemlos. Erst wenn sich die Herzwürmer in Gefäßen und im Herz heftig vermehren, kann das Opfer mit Schwäche und Leistungsabfall sowie Atemnot und Husten reagieren. Eine Bekämpfung via Wurmkur verspricht nur in einer frühen Phase der Infektion Erfolg, bevor sich die erwachsenen Parasiten festgesetzt haben. Zu einem späteren Zeitpunkt ist die Behandlung problematisch, weil sich die absterbenden Parasiten in den Blutgefäßen verklumpen können.

Soll der Hund mit in endemische Gebiete reisen, ist er durch repellierende Mittel vor Stechmücken zu schützen, die die Herzwürmer (und andere Wurmarten) übertragen können. Zudem raten Tierärzte, vor Reisebeginn spezielle Antiparasitika anzuwenden und das in 30tägigem Abstand zu wiederholen bis 30 Tage nach Rückkehr.

Mensch: Kann sich durch infizierte Mücken anstecken, das ist aber sehr selten.

Hautwurm *(Dilorilaria Repens)*

Dieser wird ebenfalls durch Stechmücken übertragen. Beim Hund verlaufen Infektionen überwiegend klinisch unauffällig. Die Hautwürmer wandern ins Unterhautgewebe und bilden dort Knoten, was von starkem Juckreiz begleitet werden kann. In seltenen Fällen müssen die Knoten chirurgisch entfernt werden. In Deutschland findet man Betroffene bisher nur über Importe (u.a. aus Südeuropa), theoretisch ist eine Übertragung aber auch hier durch Stechmücken möglich.

Mensch: Der Parasit entwickelt sich im Menschen nicht weiter, er stirbt in der Regel frühzeitig ab. Nur selten kann er sich entwickeln und unter der Haut eine temporäre Wanderung aufnehmen, bevor er verendet.

Lungenwürmer

Hier kennen wir verschiedene Arten, die während eines oder mehrerer Entwicklungsstadien die Lunge besiedeln. In Deutschland relevant sind *Angiostrongylus vasorum* und *Crenosoma vulpis*. Beide kommen nur in begrenzten Gebieten (endemisch) vor.

Infizierte Hunde oder Füchse scheiden die Larven mit dem Kot aus. Zwischenwirt von Angiostrongylus vasorum sind Schnecken, in denen die Entwicklung bis zum infektiösen Stadium geschieht. Wenn jetzt Hunde zusammen mit Gras oder Obst die befallenen Schnecken aufnehmen, kann es zur Infektion kommen. Im Wirtskörper wandern die Larven über Lymphknoten und Pulmonalarterie zur rechten Herzseite. Dort setzen geschlechtsreife Würmer Eier ab, die in die Gefäße der Lunge gelangen. Die Larven gelangen nach dem Schlupf in die Alveolen, werden hochgehustet, mit dem Schleim abgeschluckt und mit dem Kot ausgeschieden.

Auch *Crenosoma vulpis* braucht Schnecken als Vektoren. Nach der Aufnahme durch den Endwirt, unseren Hund, wandern die Larven aus dem Dünndarm über die Pfortader in die Leber und weiter über das Herz in die Lunge. Hier häuten sie sich mehrmals, bevor sie in den Bronchien erwachsen werden und mit der Bildung von Erstlarven beginnen. Durch Hochhusten und Abschlucken finden sie wie ihre Kollegen den Weg über den Verdauungskanal nach draußen.

Befallene Hunde äußern sich durch Räuspern oder harten trockenen Husten, Atemnot und Leistungsbeeinträchtigung. Es kann auch zu Nasenbluten oder Bluthusten kommen, zu Gerinnungsstörungen und zu Anämie. Der Nachweis der Larven ist möglich durch eine Sammelkotprobe. Behandelt wird mit geeigneten Antiparasitika. In Gebieten mit starkem Infektionsdruck kann die Anwendung von Spot ons zur Prophylaxe sinnvoll sein.

Mensch: Durch diese Lungenwurmarten nicht gefährdet

Anhang 4
Giardien / Protozoen

Bei wiederkehrenden Durchfällen wird häufig durch die Analyse einer Sammel-Kotprobe eine Giardiose diagnostiziert. Die auslösenden Giardien gehören zu den Protozoen, also einzelligen Parasiten. Sie heften sich an die Darmschleimhaut an, wo sie sich vermehren und die infektiösen Zysten ausscheiden. Giardien sprechen nur auf wenige Wirkstoffe an, für die Behandlung sind in Deutschland zwei Medikamente zugelassen.

Giardien lösen nicht nur Darmbeschwerden bei Hunden aus, sondern auch Panik bei ihren Besitzern. Der Befall gilt als extrem widerstandsfähig, dazu befürchten die Halter ein hohes Ansteckungsrisiko für alle im Haushalt lebenden Individuen, ob mit oder ohne Fell. Dies sind die nüchternen Fakten:

Vorkommen: Es gibt vermutlich viele Träger, die selbst keine klinischen Symptome entwickeln, aber Zysten ausscheiden.

Übertragung: Erfolgt oral durch die Aufnahme der Zysten, die in der Umwelt wochenlang überleben können.

Diagnose: Via Schnelltest oder Laboranalyse des Kotes von drei Tagen (Sammelkotprobe).

Ansteckungsgefahr: Leben im gleichen Haushalt mehrere Hunde, sollten alle getestet werden. Um die weitere Ausscheidung einzuschränken wird geraten, mit dem Erkrankten gleichzeitig weitere positiv getestete Tiere zu behandeln, auch wenn sie symptomfrei sind. Giardien gehen nur selten auf andere Spezies über, daher ist die Infektionsgefahr für andere Haustiere und Menschen gering. Die Giardiose der

Katzen und der Menschen wird durch verwandte Giardien-Arten ausgelöst.

Therapie: Erfolgt durch geeignete Antiparasitika und muss in vielen Fällen zwei- oder dreimal durchgeführt werden.

Alternativen: Kokosöl soll den Giardien erschweren, sich im Darm festzusetzen. Dosierung: 1 Teelöffel pro 10 kg Hund, ins Futter geben. Kräuterbuttermilch soll diverse Parasiten abschrecken, so auch die Giardien: 1/4 l Buttermilch mit je 2 Eßl. Oregano, Thymian, Majoran mischen und 24 Stunden ziehen lassen. Dosierung: Hunde bis 20 kg 1 Teelöffel, größere Hunde 1 Esslöffel, jeweils dreimal täglich. Futterzusätze mit Bartflechte und Ringelblume gestalten den Darm ungemütlich für Giardien.

Es wird häufig eine kohlenhydratfreie Fütterung empfohlen. Kontraproduktiv ist aber eine plötzliche Ernährungsumstellung, dadurch könnte der ohnehin angegriffene Darm überfordert werden. Im Mittelpunkt der Behandlung muss der Aufbau von Darmflora und Immunsystem stehen.

Therapieergänzung: Da Giardien nur bei immungeschwächten Tieren symptomatisch werden, sollte begleitend ein Immunaufbau stattfinden. Dabei braucht vor allem die Darmflora Unterstützung, da sie durch die Giardien und durch die Medikamente leidet.

Hygiene: Ist wichtig, um Neuinfektionen einzuschränken. Alles rund um den Hund muss regelmäßig, am besten täglich, sorgfältig gereinigt werden. Es wird geraten, die Unterlagen der Liegeplätze bei mindestens 60 Grad zu waschen und Futter- und Trinknäpfe mit kochendem Wasser zu reinigen. Um das Fell von Zysten zu befreien, soll man den Hund baden. Selbstverständlich sind die Hinterlassenschaften des Hundes sorgfältig einzusammeln. Im eigenen Garten sollte man die

Kotabsatzstellen mit kochendem Wasser dekontaminieren. Häufig liest man, dass auch Fußböden und Möbel mittels Dampfreiniger zu säubern sind. Vermutlich reicht aber die dabei entstehende Hitze nicht aus, um die Zysten unschädlich zu machen. Und damit das klar ist: Infektionsquellen wird es immer geben. Die beste Vorsorge ist eine starke Immunabwehr.

Vorbeugung: Ein Hund mit einem gesunden Immunsystem ist wenig durch Giardien gefährdet. Das größte Risiko tragen Welpen, vor allem aus unseriöser Herkunft (vom Vermehrer, "Wühltischwelpen"). Eine hohe Durchseuchung findet man in Tierheimen.

Prognose: Bei vorerkrankten Tieren mit sehr schwachem Immunsystem können Giardien lebensgefährlich sein.

Andere Einzeller

Es gibt weitere Einzeller, die Durchfall verursachen können. Kokzidien, Neospora, Toxoplasmen lassen sich über Laboruntersuchungen identifizieren. Die Therapie erfolgt mit geeigneten Antibiotika.

Anhang 5
Gastbeitrag von Tierheilpraktikerin und Ernährungsberaterin Ute Wadehn (www.barf-gut.de)

Natürliche Kontrolle von Endoparasiten - 2 Rezepte

Beide Mischungen kannst Du sehr einfach selbst herstellen. Wichtig dabei ist, auf eine gute Qualität der verwendeten Bestandteile zu achten und Dich an die empfohlenen Dosierungen und Anwendungszeiten zu halten. Das hat folgenden Hintergrund: In wurmwidrigen Pflanzen sind oft Wirkstoffe enthalten, die bei längerer Anwendung oder zu hoher Dosierung auch problematisch werden können. Zum Beispiel bestimmte Alkaloide oder hohe Mengen ätherische Öle.

Du hast zwei Varianten zur Auswahl: Entweder Du stellst eine Mischung aus gepulverten (gemahlenen) Pflanzen / Kräutern her, und gibst die Mischung über einen bestimmten Zeitraum mit zum Futter. Der Vorteil ist, dass Du diese Mischung auch in Kapseln abfüllen kannst, wenn Du einen, sagen wir mal, wählerischen Hund hast. Der Nachteil ist, dass pulverisierte Kräutermischungen, bei denen es auf die ätherischen Öle ankommt, nicht ewig lange aufbewahrt werden können, weil die ätherischen Öle flüchtig sind und damit recht schnell die Wirksamkeit vermindert wird.

Du kannst alternativ auch frische (wenn Du keine frischen bekommst, auch getrocknete), geschnittene Kräuter verwenden. Der Anteil an ätherischen Ölen ist in frischen Pflanzen am höchsten, Du brauchst also in Relation weniger. Der Nachteil ist, dass sie geschmacksintensiver sind und die Bitterstoffe noch stärker hervortreten. Akzeptanz kann also ein Problem sein.

Bei akuter Verwurmung solltest Du Deinen Hund vor Verabreichung 24 Stunden nicht füttern (gilt NICHT für Welpen!), da die Kräuter dann am effektivsten im Darm wirken können. Ein leicht weicher Kot kann auftreten, das ist so erst einmal kein Grund zur Beunruhigung.

Gut, lange Vorrede, kommen wir zum Wesentlichen.

Mischung zur Wurmprophylaxe, pulverisierte Kräuter

Für die Mischung benötigst Du zu gleichen Anteilen:
- Wermutkraut, gemahlen
- Walnussblätter, gemahlen
- Kokosraspel (so, wie sie sind)
- Thymian, gerebelt
- Galgant (Alternativ: Ingwer, gemahlen)
- Erdrauch, gemahlen (Wenn Du ihn nicht bekommst: ohne Ersatz weglassen)
- Kürbiskerne, gemahlen

Dosierung: 1 bis 1,5 g pro 10 Kilo Körpergewicht und Tag
Anwendung: An drei aufeinanderfolgenden Tagen füttern, nach 7bis 10 Tagen Pause bei Bedarf wiederholen. Alternativ 1 bis 2 mal pro Woche zufüttern.

Bei Akzeptanzproblemen mit etwas Honig anrühren. Was auch gut funktioniert, ist, das Ganze mit einer kleinen Portion zuvor eingefrorener Knochenbrühe zu vermischen und dann zu füttern. Oder eben das Ganze in Kapseln füllen und mit verfüttern. Immer fest verschlossen und trocken lagern, nicht länger als 12 Monate aufbewahren.

Mischung zur Wurmprophylaxe, frische Kräuter

Für die Mischung benötigst Du in gleichen Anteilen:

- 3 g Thymianblätter
- 3 g Oreganoblätter
- 5 g Löwenzahnblätter
- 5 g Kokosraspeln
- 1 Messerspitze Propolis (optional)
- 1 kleine Knoblauchzehe (optional)

Die Kräuter hackst Du fein, den Knoblauch ebenfalls. Gründlich mischen, evtl. mit etwas Honig oder sehr weichem Kokosöl abbinden.

Die Mischung ist gut geeignet, wenn Du regelmäßig (1 bis 2 mal pro Woche) etwas zur Wurmprophylaxe tun möchtest und eine Mischung brauchst, die eine hohe Akzeptanz aufweist. 2 bis 3 Tage halten sich frische Kräuter problemlos im Wasserglas oder im Kühlschrank (es empfiehlt sich aber natürlich, Mengen vorzubereiten, die zum Hundegewicht passen).

Dosierung: 1 Gramm pro 10 Kilo Körpergewicht und Tag
Anwendung: 1 bis 2 mal zur normalen Fütterung dazu geben. Alternativ: An drei aufeinanderfolgenden Tagen füttern, nach 7 bis 10 Tagen Pause. Bei Bedarf wiederholen.

Bei einem Bandwurmbefall können Kürbiskerne auch einzeln gefüttert werden. Man benötigt hierzu allerdings relativ große Mengen, die unter Umständen zu Magen-Darmkrämpfen führen können. Deshalb sollte man diesen Vorgang nicht selbst in die Hand nehmen, sondern sich von einer fachkundigen

THP oder Ernährungsberaterin mit fundierten Phytotherapie-Kenntnissen begleiten lassen.

Der guten Ordnung halber und weil es leider sein muss: Für die fachgemäße Umsetzung bist Du selbst verantwortlich, ich kann keine Haftung übernehmen. Es handelt sich um ernährungsphysiologische Vorschläge zur Wurmprophylaxe und zur Optimierung des Darmmilieus bei ausgewachsenen Hunden. Leidet dein Hund an Erkrankungen von Leber, Galle oder Verdauungstrakt, bespreche die Vorgehensweise bitte mit Deinem behandelnden Tierarzt / Tierheilpraktiker.

Wichtig: Bei akuten Erkrankungen oder sehr starkem Wurmbefall (insbesondere bei Welpen) muss immer ein Tierarzt hinzugezogen werden.

Anhang 6 - Quellen
Veröffentlichungen, Bücher, Webseiten

AGES Österreichische Agentur für Arzneimittelsicherheit: www.ages.at

Becker, A.-C. et al: Prevalence of endoparasites in stray and fostered dogs and cats in Northern Germany (Springer Verlag 2012)

Barutzki D, Schaper R (2011): Results of parasitological examinations of faecal samples from cats and dogs in Germany between 2003 and 2011. Parasitol Res 109:45–60

Bundesamt für Verbraucherschutz und Lebensmittelsicherheit: www.bvl.bund.de

Dragun, Annette: Tierischer Juckreiz - Allergien beim Hund verstehen und behandeln

ESCCAP: European Scientific Counsel Companion Animal Parasites / www.esccap.org

Laboklin: Labor für klinische Diagnostik / www.laboklin.de

Lohmann, Jana: Bedeutung der Parasitologie aus Sicht der praktizierenden tierärzte unter Berücksichtigung der qualität der parasitologischen Lehre (Inaugural-Dissertation, Uni München)

Ludwig-Maximilians-Universität München: www.uni-muenchen.de

Martinez-Carrasco et al: Epidemiological study of non-systemic parasitism in dogs in southeast Mediterranean Spain assessed by coprological and post-mortem examination. Zoonoses Public Health. 2007;54(5):195-203.

Ohr, Prof. Dr. Renate: Heimtierstudie "Wirtschaftsfaktor Heimtierhaltung", Uni Göttingen (www.economics.uni-goettingen.de/ohr)

Paul-Ehrlich-Institut: www.pei.de

Paul-Ehrlich-Institut / Dr. K. Weisser et al: Thiomersal und Impfungen, Springer Medizin Verlag 2004

Peichl, Monika: Haustiere impfen mit Verstand und weitere Bücher. Blog: www.haustierimpfung-mit-verstand.de

Plumhoff, Edith Maria: Diagnosefindung der Toxocariasis anhand von anamnestischen, klinischen und serologischen Parametern (Inaugural-Dissertation, Uni Würzburg)

Robert-Koch-Institut : www.rki.de

Rückert, Ralph, Kleintierarzt: www.tierarzt-rueckert.de

Schrader, Dirk, Tierarzt-Blog: www.kritische-tiermedizin.de

Schwantes, Ulrich et al: "Prevention of infectious tick-borne diseases in humans: Comparative studies of the repellency of different dodecanoic acid-formulations against Ixodes ricinus ticks (Acari: Ixodidae)." Parasit Vectors 1 (2008): 8. (Vorbeugung von Zeckenkrankheiten bei Menschen: Vergleichsstudie zur Abwehrkraft von verschiedenen Laurinsäureformulas gegen Zecken)

StIKo Vet (Ständige Impfkommission Veterinärmedizin: www.fli.de/de/kommissionen/stiko-vet

Valenta, Rudolf: Das Anti-Allergie-Buch: Auslöser, Heilungschancen und die neuesten Therapieformen

Verband für das Deutsche Hundewesen (VDH): www.vdh.de

Wadehn, Ute : www.barf-gut.de

WASVA Global Veterinary Community: www.wsava.org

Anhang 7
Glossar

Abort	Fehlgeburt
Abstinenzler	Enthaltsamer
Additive	Zusätze
Adjuvantien	Wirkverstärker
adult	erwachsen
Anämie	Blutarmut
anaphylaktisch	akut allergisch
Anorexie	Inappetenz
Anthelminthikum	Mittel gegen Würmer
Antikörper	Proteine im Blut zur Abwehr
Antiparasitika	Mittel gegen Parasiten
antiviral	gegen Viren gerichtet
Apathie	Teilnahmslosigkeit
Applikation	Anwendung, Gebrauch
Ataxie	Bewegungsstörung
ätherisch	flüchtig, gasförmig
autoimmun	gegen körpereigene Strukturen
bakteriostatisch	Bakterien hemmend
BARF	Biologische artgerechte Roh-Fütterung
Biozid	Wirkstoff gegen Schadorganismen
Cestoden	Bandwürmer
Compliance	Mitarbeit
Darmperistaltik	Muskeltätigkeit im Darm
dekontaminieren	entseuchen, entgiften
Diarrhoe	Durchfall
Diskrepanz	Widerspruch, Missverhältnis
Dysbakterie	abweichende Bakterienflora
Ektoparasiten	äußere Parasiten
Eliminierung	Entfernung
endemisch	örtlich begrenzt auftretend

Endoparasiten	innere Parasiten
enterohepatisch	Darm und Leber betreffend
Epidemie	seuchenartig auftretend
et al.	und andere
Examination	Prüfung
Exposition	Einwirkung von Umgebungseinflüssen
fungistatisch	Kleinpilze hemmend
gastrointestinal	Magen und Darm betreffend
generalisiert	über den ganzen Körper verbreitet
Glomerulonephritis	Erkrankung der Glomeruli (Nieren)
Halbwertszeit	Reduzierung auf die Hälfte
hämolytisch	Auflösung der roten Blutkörperchen
Helminthen	Würmer
human	menschlich
Immigration	Einwanderung
Immunität	Unempfindlichkeit gegen Krankheitserreger
Impftiter	Maß für die Immunität nach einer Impfung
infektiös	ansteckend
Influencer	Meinungsführer
Inkubationszeit	Zeitraum zwischen Ansteckung und Ausbrechen einer Krankheit
Insektizid	Insektenvernichtungsmittel
intermittierend	mit Unterbrechungen
Konsens	Übereinstimmung
kutan	die Haut betreffend
maternal	mütterlich
mikrobiell	Mikroben betreffend
Mikrobiom	Darmflora
multivalent	vielwertig
Mydriasis	Weitstellung der Pupille(n)
Nematoden	Fadenwürmer
neurodegenerativ	Abbau der Nervenzellen
neurologisch	das Nervensystem betreffend
neurotoxisch	giftig für das Nervensystem
Non-Responder	nicht reagierend (z.B. auf Medikament)

oral	über den Mund
organisch	einen Organismus betreffend
paralytisch	gelähmt
Paranoia	gesteigertes Misstrauen, Wahnvorstellung
Parasiten	Schädlinge, Schmarotzer
Parasitose	Erkrankung durch Parasiten
perakut	hochakut
peripher	am Rande, außen
persistierend	fortbestehend
Pharmakovigilanz	Überwachung von Arzneimitteln
Phytonährstoffe	Kräuternährstoffe
Polyarthritis	Entzündungen in mehreren Gelenken
Pragmatiker	Sachlicher, ideologiefreier Mensch
pränatal	vorgeburtlich
Prävalenz	Überlegenheit, das Vorherrschen (Krankheit)
Prävention	Vorsorge
Proband(en)	Versuchsteilnehmer
profan	gewöhnlich, alltäglich
Proglottiden	Bandwurmglieder
Prophylaxe	Vorbeugung
Protozoen	Einzeller
Pruritus	Juckreiz
quantitativ	zahlenmäßig
repellierend	abwehrend
Resistenz	Widerstandsfähigkeit
resorbieren	aufnehmen
respiratorisch	die Atemwege betreffend
rezidivierend	wiederkehrend
Seroprävalenz	im Blut nachweisbare Antikörper
Serotypen	Untergruppen von Mikroorganismen
Serovare	wie Serotypen
simultan	gleichzeitig
standardisiert	genormt, vereinheitlicht
substituieren	ersetzen

Symbiose	Zusammenleben zu gegenseitigem Nutzen
synthetisch	künstlich hergestellt
Tabula rasa machen	klären, einen Neubeginn machen
Thrombozytopenie	Mangel an Blutplättchen
Titer	Maß für die Anzahl bestimmter Antikörper im Blut
Topisch	Äußerlich
Toxine	Gifte
Tremor	Zittern
Urtikaria	Nesselsucht
Validität	Gültigkeit, Genauigkeit
Vektor	Träger

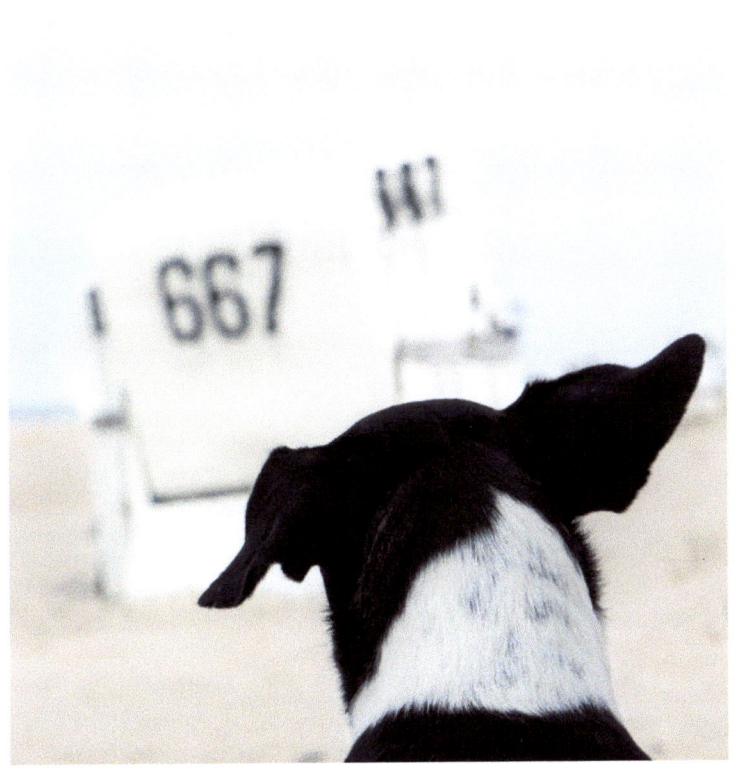

Danksagung

Ich danke...

... Katja Wald, Sofia M. Kohmann, Ines Felske und Christian Kempe für geduldiges und sorgfältiges Lektorat (wenn jetzt noch Fehler existieren, geht das auf meine Kappe),

... Susanne Schlott für das großartige Cover-Design und Beratung zu Druck und Gestaltung,

... Katja Wald für die wundervollen Fotos und unendliche Geduld bei der Beratung zu Text und Bildern,

... Ute Wadehn für natürliche Anti-Wurm-Rezepte,

... dem Universum oder so für mein Durchhaltevermögen,

... allen, die ernsthaft daran geglaubt haben, dass ich auch dieses Buch fertig stelle,

... meinen Hunden, für die ich eine immer noch bessere Hundehalterin und Tierheilpraktikerin zu werden versuche,

... meinen Lesern, natürlich besonders denen, die dieses Buch weiterempfehlen.

Kontaktinformationen:

Annette Dragun
Herrenkoogstr. 22
25920 Risum-Lindholm

info@thp-nf.de
www.tierheilpraxis-nordfriesland.de

Annette Dragun bei facebook:
facebook.com/THPDragunNordfriesland
facebook.com/pfotenpower.com

Fotonachweis
Foto Seite 195: Tanja Janssen
Alle weiteren Fotos, soweit nicht
anders angegeben: Katja Wald

Einer geht noch

Ein Experiment in der Schule. Der Lehrer füllt je ein Reagenzglas mit Sekt, Cocktail, Wein und Wasser und legt in jedes einen Wurm. Am nächsten Tag sind alle Würmer tot, bis auf den im Wasser schwimmenden. Der Lehrer fragt: "Was lernen wir daraus?" - Ein Mädchen: "Wer Sekt, Wein und Cocktails trinkt, hat keine Würmer!"

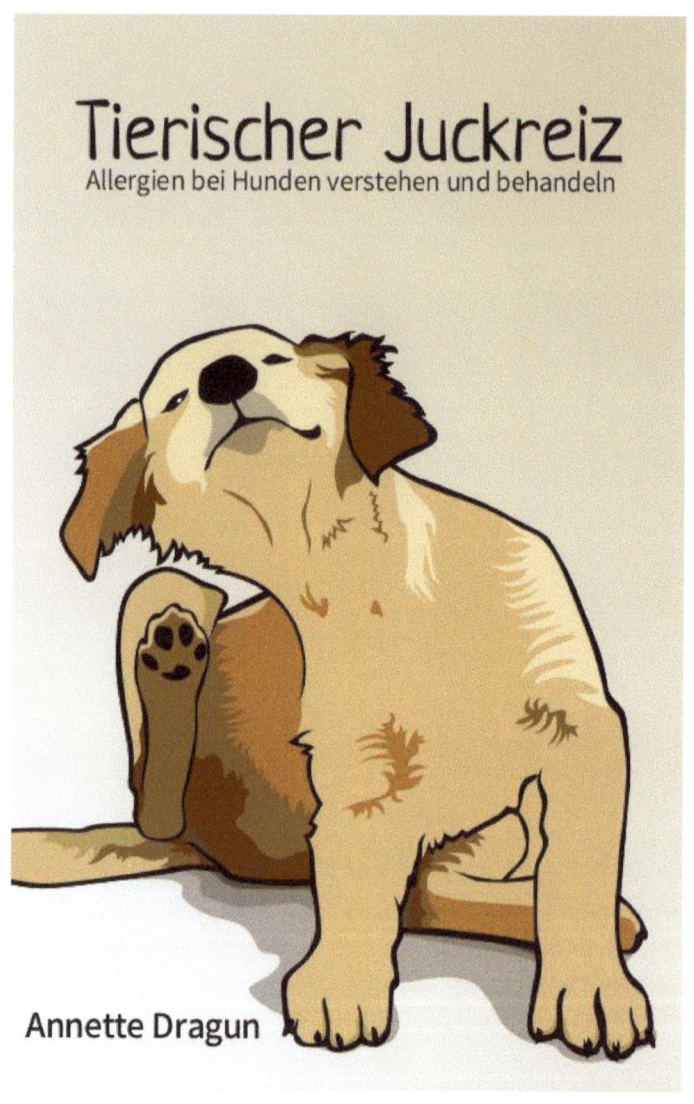

Tierischer Juckreiz
Allergien beim Hund verstehen und behandeln.
ISBN 978-3746029580 / 16,90 €

"Ihr Hund ist Allergiker!" - Für viele Patientenbesitzer beginnt mit dieser Diagnose eine Odyssee: Es gibt widersprüchliche und unverständliche Informationen, Therapien wirken ungenügend oder verursachen Nebenwirkungen, die Behandlungskosten explodieren.

Tierheilpraktikerin Annette Dragun beobachtet in fast zwei Jahrzehnten Berufserfahrung eine rasant wachsende Zahl der vierbeinigen Allergiker und weiß, wie groß der Informationsbedarf der betroffenen Hundehalter ist. Gleichzeitig sieht sie es als wichtig an, die Krankheit des Hundes zu verstehen, denn nur dann kann der Besitzer fundiert Entscheidungen fällen: Welcher Therapeut ist richtig, welche Therapie sinnvoll, was ist ein No Go? In ihrem neuen Buch "Tierischer Juckreiz - Allergien bei Hunden verstehen und behandeln" erfahren Hundehalter alles über die Heilmethoden von Naturheilkunde und Schulmedizin und vor allem, was sie selbst für ihr Tier tun können. Die Autorin erläutert verständlich und kurzweilig, was bei einer Allergie im körpereigenen Immunsystem falsch läuft, welche Therapieansätze, Medikamente und Futtermittel wirklich helfen können und worauf man verzichten sollte. Nicht zuletzt geht sie auf die Ursachenerforschung ein und beleuchtet Möglichkeiten zur Vorbeugung.

Die Allergie wird der Hund mit dem Lesen dieses Buches voraussichtlich nicht los, sie verliert aber ihren Schrecken. Der Hundehalter findet Tipps und Rezepte, um Symptome zu lindern und Krisen zu meistern - und so mit seinem Liebling trotz der Krankheit ein besseres Leben zu leben.

Leseprobe: www.tierischer-juckreiz.de